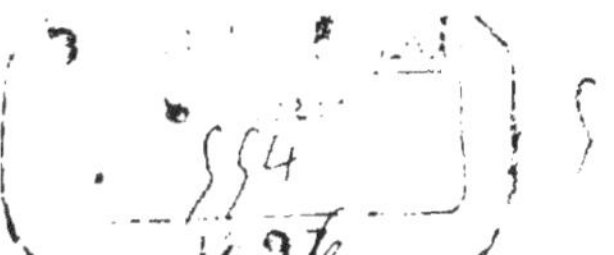

TRAVAUX DU LABORATOIRE DE MICROBIOLOGIE
DU BUREAU MUNICIPAL D'HYGIÈNE DE LYON

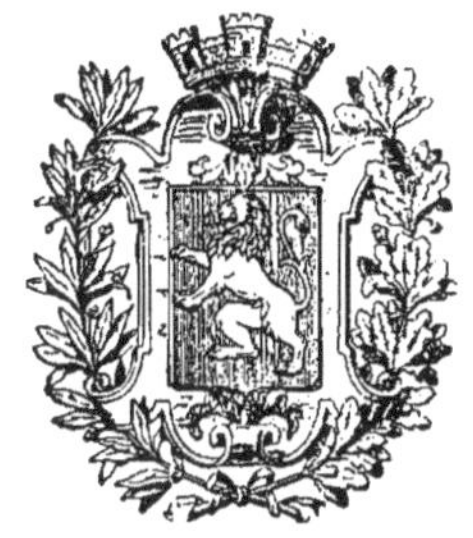

Dr E. SACQUÉPÉE

ÉTUDES

SUR LA

FLORE BACTÉRIENNE
DU VACCIN

(MIXTURE VACCINALE GLYCÉRINÉE)

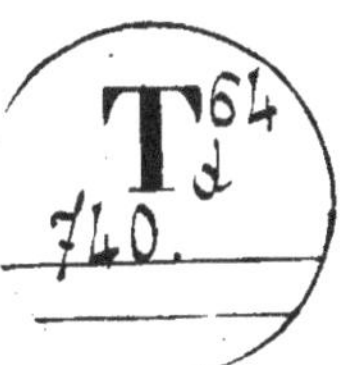

A.-H. STORCK, ÉDITEUR
LYON

TRAVAUX DU LABORATOIRE DE MICROBIOLOGIE
DU BUREAU MUNICIPAL D'HYGIÈNE DE LYON

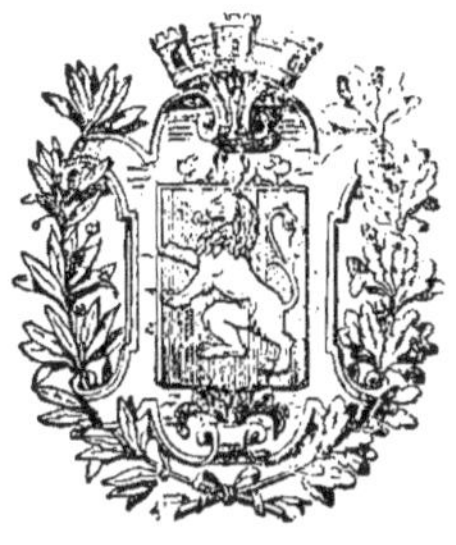

DR E. SACQUÉPÉE
Médecin Stagiaire au Val de Grâce
Lauréat de la Faculté de médecine de Lyon
(Concours 3ᵉ Année 1895 — Concours 4ᵉ Année 1896)
Ancien externe des Hôpitaux de Lyon

ÉTUDES

SUR LA

FLORE BACTÉRIENNE
DU VACCIN

(MIXTURE VACCINALE GLYCÉRINÉE)

A.-H. STORCK, ÉDITEUR
LYON

C'est pour nous un devoir, en même temps qu'un bonheur, arrivé au terme de notre scolarité médicale, d'adresser nos remerciements sincères à tous ceux qui, dans quelque mesure que ce soit, ont contribué à notre instruction scientifique, ont dirigé patiemment nos premiers pas dans la médecine, et n'ont ménagé pour nous ni leurs peines, ni leurs conseils.

M. le professeur agrégé Gabriel Roux, directeur du Bureau municipal d'Hygiène de Lyon, après nous avoir donné l'idée première de cette thèse, a mis à notre disposition, pendant une année entière, les ressources de son laboratoire. Il n'a point cessé de nous témoigner une bienveillance à toute épreuve, dont peut-être nous avons parfois abusé. Nous sommes fier de nous dire son élève; nous conserverons le même inaltérable souvenir de la science de l'hygiéniste et de l'extrême bonté du maître. Nous sommes heureux de lui témoigner notre profonde reconnaissance.

M. le professeur Lépine a bien voulu accepter la présidence de cette thèse. Nous le prions d'agréer nos plus vifs remerciements et de croire qu'un tel honneur sera la meilleure récompense de nos peines.

M. le médecin major de 2e classe Sieur, qui avait reçu la tâche ingrate de nous initier à la clinique, fut pour nous le plus sûr des guides et le meilleur des maîtres, et s'est toujours vivement intéressé à nos études ; nous ne l'oublierons pas.

M. le médecin vétérinaire Leclercq, chargé du service de la vaccination, a bien voulu exécuter une grande partie de nos expériences : nous lui affirmons notre gratitude.

Nous adressons l'hommage de notre respect à nos maîtres et à nos chefs de l'Ecole du Service de Santé militaire, à qui nous devons beaucoup de nos connaissances médicales, et dont nous avons été heureux d'apprécier la sollicitude : nous nous efforcerons de suivre leurs conseils ;

A nos maîtres des Facultés de Lille et de Lyon qui, tous, nous ont donné une « leçon de choses » singulièrement frappante : l'exemple de leur travail et de leur dévouement ;

A nos chefs de service dans les hôpitaux : MM. les Drs Colrat, Rochet, Gailleton et Cordier.

L'amitié de nos camarades d'École nous a, plus d'une fois, encouragé et soutenu ; nous emportons de nos trois années de vie commune le plus réconfortant souvenir.

ÉTUDES

SUR LA

FLORE BACTÉRIENNE DU VACCIN

(MIXTURE VACCINALE GLYCÉRINÉE) (1)

INTRODUCTION

L'étude de la flore bactérienne du vaccin a depuis quelque trente ans, attiré l'attention des hygiénistes et des expérimentateurs : des hygiénistes, qui voulaient découvrir les lois de la conservation et de l'innocuité du vaccin ; des expérimentateurs, qui désiraient emprunter à la nature un exemple de thérapeutique bactériologique.

Le rôle de l'hygiène grandit de jour en jour, et le public commence à vraiment apprécier les ser-

(1) Travail du laboratoire de Microbiologie du Bureau d'Hygiène de Lyon.

vices qu'il peut attendre d'elle. Beaucoup n'ignorent plus aujourd'hui que, dans l'avenir, la prophylaxie des maladies sera l'une des plus indispensables conditions d'existence des grandes agglomérations humaines. Aussi est-ce pour le médecin un devoir d'étudier autant qu'il est possible l'hygiène prophylactique, afin d'en rendre l'application de plus en plus facile et efficace.

Or, de toutes les questions qu'elle soulève, aucune n'a su et n'a pu, mieux que la vaccine, s'adapter aux nécessités de la pratique. Pourquoi alors l'étudier à nouveau ? Tant de fois discutée depuis cent ans, la vaccine n'a-t-elle donc point encore obtenu l'unanimité des suffrages ? Nous sommes obligé de répondre un non relatif. Sans doute la majorité du public se soumet de bonne grâce à la vaccination, mais il existe encore de très nombreux réfractaires — nous oserions presque dire des criminels — et la revaccination surtout n'entre qu'avec peine dans nos mœurs. Peut-être faut-il simplement accuser la négligence? mais peut-être aussi des raisons d'apparence scientifique n'y sont-elles point étrangères. Il ne se passe point d'année où l'on ne charge le vaccin des méfaits les plus divers ; la pratique de la vaccination n'en est certes pas détruite, mais elle en souffre. La patrie de Jenner, elle-même entend trop souvent s'élever la voix des anti-vaccinateurs, qui rappellent certaines épidémies, quelques séries malheureuses, ou, s'autorisant des recherches de quelques savants, n'hésitent point à semer la terreur et le doute dans les esprits, en signalant la présence fréquente, dans le vaccin, d'espèces bactériennes éminemment pathogènes, telles que : *Staph. pyogenes aureus*, *Staph. pyogenes albus*, peut-être le *Proteus vulgaris*, et même le*Streptocoque* de l'Erysipèle.

Laisser subsister un pareil doute, c'est fournir des armes aux détracteurs d'une si merveilleuse mesure prophylactique ; si la collectivité a le droit d'imposer à chacun de ses membres les mesures nécessaires à la salubrité publique, elle assume, en retour, le devoir d'agir sûrement et sans danger. A l'heure actuelle, ce serait presque un crime que de répandre sciemment, sous l'étiquette : *vaccin*, des cultures de microbes pathogènes. Aussi, est-il de toute nécessité de chercher quelles sont les espèces, habituelles ou fortuites, qui composent la flore vaccinale ; d'étudier chacune d'elles, ses réactions, ses propriétés, et de conclure enfin, s'il y a lieu, que pas une n'est dangereuse.

D'autre part, plusieurs observateurs attribuent à certains micrococques du vaccin des propriétés pyogènes. Or, ces germes disparaissant peu à peu dans la pulpe vaccinale glycérinée — aujourd'hui presque seule en usage — il serait logique de n'utiliser qu'un vaccin débarrassé de germes pyogènes C'est ainsi que MM Chambon et Ménard emploient, pour vacciner les veaux, des vaccins de 50 à 60 jours, et M. Léoni des vaccins de 20 jours, pour la vaccination humaine. Si nos expériences ne démontrent point les effets inflammatoires des microcoques que nous avons pu isoler, nous sommes, néanmoins, tout disposé à croire que, par suite de circonstances encore assez obscures, ils peuvent acquérir des propriétés plus ou moins nocives, ou que leur virulence est susceptible de s'accroître. Dès lors, il devient logique de rechercher quelle est la persistance des germes en apparence les plus innocents, purement saprogènes, et au bout de combien de temps le vaccin arrive à s'en débarrasser.

L'expérimentation se préoccupe, elle aussi, de la microbie du vaccin, parce qu'elle voudrait découvrir quel agent, bactérien ou autre, la nature emploie pour prémunir l'organisme contre l'une des maladies infectieuses les plus graves et les mieux connues; elle recherche le virus vaccinal, afin de déterminer quel est son mode d'action sur la variole. La question est peu avancée dans ce sens, et ce n'est pas elle que nous poursuivons, mais nous avons cru utile de décrire les espèces bactériennes banales de la pulpe vaccinale, afin d'épargner au moins quelque peine aux chercheurs de l'avenir. Puissions-nous avoir réalisé ces modestes prétentions !

C'est bien dans le laboratoire d'un Institut ou d'un Bureau d'Hygiène que nous devions tenter un travail de ce genre, car notre sujet intéresse l'hygiène à un double point de vue ; et si les Instituts ou Bureaux municipaux d'Hygiène ont l'obligation d'appliquer les méthodes déjà connues et efficaces, ils ont le devoir aussi de les perfectionner. L'étranger, du reste, nous a devancés dans cette voie ; l'Allemagne et l'Italie ont compris que, pour rendre le plus de réels services, les laboratoires municipaux doivent joindre à la technique courante des expériences capables de juger les résultats et d'en préparer de meilleurs. C'est à juste titre que M. le Médecin Inspecteur Vallin (1) disait, parlant du laboratoire du Bureau municipal d'Hygiène de la Ville de Lyon : « Voilà enfin un laboratoire, en France, où l'on fait de l'hygiène expérimentale. »

Nous avons donc cru nécessaire de mettre au point cette question de la Flore bactérienne vaccinale. Depuis 1887, en effet, date du mémoire de Pfeiffer (2) il n'a été publié, sur ce sujet, aucun travail d'ensemble, bien que le nombre des notes et des mémoires ait été considérable ; nous nous

(1) Vallin. — *Revue d'Hygiène*, avril 1896.

(2) Ce Mémoire renferme une longue bibliographie, mais il se contente de citer les noms, sans résumer les travaux de ses devanciers.

contenterons de résumer les principaux d'entre eux.

Notre travail comprendra 5 parties :

Chapitre I. — Historique.

Chapitre II. — Etude du nombre et de la persistance des germes.

Chapitre III. — Etude des caractères biologiques et morphologiques de chacune des espèces.

Chapitre IV. — Comparaison critique des résultats que nous avons obtenus, avec ceux des auteurs antérieurs.

Chapitre V. — Conclusions.

CHAPITRE PREMIER

Historique

Nous suivrons, dans ce rapide exposé, l'ordre chronologique.

Les premières recherches furent celles de Hallier et Zürn (1). Dans la lymphe vaccinale du veau, ces observateurs trouvèrent des micrococques caudés, coniques et toute une série de champignons, considérés par eux comme des formes de développement du microcoque.

Keber (2) constate que la lymphe, même bien conservée, se trouble bientôt, et présente des coagulats. La lymphe, même fraîche et limpide, présente d'innombrables « grains » de 0,3 à 1,2 μ, et des molécules punctiformes. Si jeune qu'elle

(1) Hallier et Zurn.— *Virchows Archiv.*, 1867.

(2) Keber.— Idem, Janvier 1868.

soit, la pustule présente les mêmes éléments, si déjà elle contient de la lymphe.

M. Chauveau (1) démontre que le virus vaccin réside dans des granulations solides.

Cohn (2) décrit, dans la variole et la vaccine, des « microsphères » tantôt rondes, tantôt coniques, de 0,5 ou 0, 7 μ; au début, elles sont isolées; plus tard, elles s'accroissent de manière à former d'abord de courtes chaînettes, puis des amas.

Klebs (3) isole de la lymphe vaccinale le *tetracoccus variolæ*, qu'il considère comme spécifique.

M. Mégnin (4) trouve dans la lymphe des micro-coques, dont le nombre augmente considérablement dès le second jour.

Koch (5) rencontre, dans les pustules vaccinales de l'enfant, des microcoques. Le vaccin humain, glycériné, fraîchement préparé, contient, en réalité, des bactéries de la vaccine, bien que leur développement soit lent, même à l'étuve; le vaccin plus ancien produit peu ou pas de microbes, alors même que son activité est encore manifeste.

Quist (6) cultive le vaccin sur sérum alcalinisé et glycériné. Il se sert de préférence des croûtes.

(1) CHAUVEAU.— *Comptes rendus Acad. des Sciences*, 1868.
(2) COHN.— *Virchows Archiv.*, 1872
(3) KLEBS, cité par WURTZ.— Bactériologie clinique.
(4) MÉGNIN.— *Société de Biologie*, 1886.
(5) Cité par BOERMER.— *Deutsche, Med. Woch.*, 1883.
(6) QUIST.— Traduit dans la *Gazette hebdomadaire*, 1884.

Après huit à dix jours, se développe une pellicule formée de microcoques, et le liquide est virulent à plus de 1 cmt. du point d'inoculation. Cette culture serait capable de vacciner l'enfant, résultat non contrôlé dans la suite, et que M. Longet (Dictionnaire encyclopédique) explique par l'impureté des cultures.

Le travail de Voigt (1) est des plus étudiés. En dehors de divers microbes accidentels, il isole de la lymphe vaccinale trois espèces de microcoques. La première, seule constante, qu'il considère comme spécifique, puisqu'il l'appelle vaccinocoque, est un coccus petit, isolé, par deux ou par quatre, plutôt en amas qu'en chaînettes ; sur gélatine, il pousse lentement, sous forme d'une colonie gris blanc ,d'abord ronde, plus tard sinueuse, et sans liquéfier. A la deuxième appartiennent de gros cocci, formant des colonies granuleuses, rondes, vert jaunâtre, surtout à la surface, et liquéfiant bientôt la gélatine. De petits cocci, très voisins du vaccinocoque, répondent à la dernière ; ils forment sur gélatine des colonies blanches, globuleuses, liquéfiant en cupule, et qui semblent entourées d'épais nuages.

Marotta (2) trouve un coccus tétrade qu'il regarde comme spécifique. Il aurait reproduit les pustules

(1) VOIGT. - *Deutsche Méd Woch.*, 1885.

(2) Cité par MACÉ, Bactériologie.

vaccinales. Les caractères des cultures rappellent ceux du *staph. pyogenes aureus*, « il y a certainement eu confusion » (Macé).

Buist (1) isole de la lymphe vaccinale trois espèces de microcoques, qu'il dénomme microcoques blanc, jaune et orangé, se basant exclusivement sur leurs propriétés chromogènes.

Carmichaël (2) dit en quelques mots qu'il a rencontré des microcoques, sans plus de détails. Les succès que lui procura l'inoculation seraient dus, suivant Copeman, au mélange de la lymphe primitive persistant dans les milieux de culture.

Garré (3), ensemençant soit la lymphe pure, soit une partie d'une pustule vaccinale, trouve deux petits bâtonnets inoffensifs et un petit coccus, spécifique selon lui. Ce coccus est moitié du staphylocoque pyogène ; il ne pousse qu'à l'étuve et, en piqûre sur gélatine, forme un voile grisâtre assez épais. Inoculé au veau, il provoquerait l'éruption vaccinale suivie d'immunité ; chez l'homme, l'immunité sans éruption.

Le travail de Tenholt (4) nous donne une idée de la difficulté de cette étude, car il se contente de

(1) Buist. — Variola, and Vaccina 1886.

(2) Carmichael. — Transaction philosoph. Society of Glascow, 1887.

(3) Garre. — *Deutsch. Medic. Wochenschrift.* 1887.

(4) 1887. — Cité par Macé.

décrire douze microcoques, trois bacilles et deux levures !

Pfeiffer (1) signale dans la lymphe vaccinale des micro-organismes de formes différentes : une levure ; deux sarcines ; un court bacille, de 3 à 5 μ, dont les cultures rappellent celles du *bactérium termo*, du *bactérium lineola* et surtout du *proteus vulgaris* : mais, à l'inverse de ce dernier, il n'est point pathogène ; des bacilles non liquéfiants qu'il n'a pas suivis. Mais il a surtout étudié les cocci ; il admet, d'une manière inconstante, le *staphyloc. pyogenes aureus*, rarement le *staphyloc. viridis flavescens*, un coccus blanc liquéfiant (peut être le *pyogenes albus*), et un coccus par deux ou par amas, compagnon constant de la vaccine qu'il identifie au *cereus albus* de Passet. Ce dernier ne liquéfie pas la gélatine ; il est blanc pur et ses colonies sont déchiquetées. Il ne pousse guère bien qu'à la surface. Il trouble vite le bouillon. Le *cereus albus* et le pyogène doré de la vaccine provoqueraient sur le veau une inflammation superficielle, répondant à la fausse vaccine.

Outre les *staphylococcus aureus* et *albus*, Grigoriew (2) signale un *micrococcus vaccinae* spécifique. Il se présente sous forme de diplocoque, rarement en chaînettes ; il pousse len-

(1) PFEIFFER. — *Zeitschrift für Hygiene*. 1888.
(2) GRIGORIEW. — *Baumgartens Iahresbericht*, 1889.

tement sur la gélatine, qu'il liquéfie après quatre ou six semaines. Il produirait sur le veau une éruption papuleuse avec immunisation.

Woitow (1) isole les *staphyl. aureus, albus, cereus, citreus*. Leur inoculation isolée laisse le veau indemne; leur mélange aurait provoqué la vaccine typique.

Leoni (2) rencontre dans le vaccin frais des microbes pyogènes étrangers au vaccin; en particulier, le *staphyl. pyogenes albus* est constant; mais ces microbes disparaissent bientôt.

Dans ses premières expériences, M. le médecin-major Antony (3) isole de la lymphe vaccinale fraîche des staphylocoques blancs et jaunes.

MM. Chambon et Ménard (4) emploient, pour l'inoculation du veau les pulpes de 40 à 60 jours; l'expérience leur a, disent-ils, démontré que la purulence est moins à craindre dans ces conditions; et ils ont demandé à M. Straus le contrôle bactériologique de leur observation. « L'ensemencement de pulpes fraîches, dit M. Straus, donne des colonies très nombreuses de microbes variés, parmi lesquels les *staphyl. pyogenes aureus* et *albus*, tandis que la pulpe glycérinée, âgée de

(1) Woitow. — *Baumgartens Iahresbericht*, 1890.

(2) Leoni. — *Rivista de Hygiene*, 1890.

(3) Antony. — *Arch. de Médecine militaire*, 1891.

(4) Straus, Chambon et Ménard. — *Journal de Méd. et de Ch. pratique*, 1893.

50 à 60 jours, reste absolument stérile et que les échantillons intermédiaires donnent d'autant moins de microbes qu'ils sont plus vieux ». Les figures annexées représentent trois cultures de vaccin. La première (vaccin frais) présente de nombreuses colonies punctiformes ; la seconde (vaccin de 45 jours) est très pauvre ; la troisième (vaccin de 50 jours) ne présente que de rares colonies, pâles et déchiquetées.

M. Antony (1) étudie la pulpe glycérinée et le vaccin vivant. Ses conclusions sont les suivantes : Dans la pulpe glycérinée, 1° on trouve la plupart des microbes jusqu'au cinquième mois ; ces microbes sont le microcoque porcelaine, le microcoque jaune, le *bacillus subtilis* et le bacille de la pomme de terre ; 2° au-delà de cinq mois, on ne retrouve plus que les microbes d'impureté (*bacillus subtilis* et *bacillus mesentericus*) ; 3° les microbes découverts dans la pulpe se rencontrent aussi dans le vaccin du sixième et du septième jour, lors même que la pulpe inoculée était stérile ; 4° quand un premier ensemencement a été négatif, les suivants du même tube le sont aussi ; 5° les microbes d'impureté se rencontrent peu dans les gros tubes bien bouchés ; 6° la pulpe donne une éruption normale jusqu'au sixième mois ; 7° la virulence se conserve, bien qu'atté-

(1) Antony. — *Archives de Médecine Militaire*, 1893.

nuée, pendant un an environ. En définitive, l'auteur corrobore les idées de M. Straus, mais étend à trois ou quatre mois la persistance des micro-coques. Le tableau annexé montre les résultats suivants :

Sur 13 vaccins âgés de moins de 4 mois, 12 donnèrent des cultures, et 11 des micrococques ;

Sur 8 vaccins de 4 à 5 mois, 5 donnèrent des cultures et 4 des micrococques ;

Sur 20 vaccins de plus de 5 mois, 4 donnèrent des cultures, et 1 seulement des micrococques.

Pour le vaccin vivant, M. Antony a ensemencé la lymphe et la pulpe. Il a rencontré : 1° le « micro-coque porcelaine », diplocoque, en amas ou non, rarement en chaînettes ; trouble en 24 heures le bouillon peptonisé, avec dépôt blanc ; forme sur agar, des colonies crêmeuses, aplaties, blanc porcelaine ; sur gélatine, il se produit d'abord, le long du trait, de fines colonies qui grossissent ; la gélatine se liquéfie lentement ; 2° un coccus jaune, qui ne liquéfie pas la gélatine, pousse sur agar et sur bouillon, toujours peu abondant ; 3° rarement un micrococque liquéfiant la gélatine au troisième jour ; 4° parfois le staphylocoque doré ; 5° rarement aussi les *bac. subtilis* et de la pomme de terre, et une fois le bacille putride fluorescent. En somme, on trouve 25 fois sur 55 le micrococque porcelaine seul ; dans 1/3 des cas associé au coccus jaune, et dans 1/10 des cas aux bacilles.

Copeman (1) confirme les recherches de M. Straus. Cet observateur a expérimenté la lymphe vaccinale : il avait remarqué, en effet, que la lymphe s'opacifie avec le temps et perd sa virulence ; les cultures lui montrèrent que cette opacification était due à la pullulation de nombreux parasites, dont les germes existent dans la lymphe fraîche. Il donne aux bactéries qu'il a rencontrées le qualificatif général d'*extraneous*, parce que dit-il leur présence n'est nullement nécessaire à l'efficacité de la lymphe vaccinale. Parmi ces microbes, il cite le staph. blanc « que l'on trouve communément dans les couches superficielles de la peau » ; le streptocoque pyogène, et même, une fois, le streptocoque de l'érysipèle.

Vient ensuite un important travail de M. le médecin-major Maljean (2). Les cultures lui donnent deux cocci jaunes, dont l'un liquéfie la gélatine, et l'autre pas ; le *bacillus subtilis*, et un bacille de l'eau sporulé, seulement pendant l'été. M. Maljean décrit minutieusement un microcoque, qu'il appelle *coccus vaccinal*, remarquable par sa couleur blanc éclatant sur tous les milieux. Ce microcoque est plus gros que le pyogène ordinaire ; il

(1) COPEMAN. — *Bristish medical Journal*, 1893.
(2) MALJEAN. — *Gazette hebdomadaire*, 1893.

se présente isolé, en diplocoques, en courtes chaînettes. La température eugénésique est 38°. Sur gélatine, il pousse au bout de 8 à 10 jours sous forme de points blancs arrondis ; les bords, réguliers au début, deviennent, plus tard, sinueux. Il se produit un ramollissement sans liquéfaction. Le bouillon se trouble en 24 heures ; après quelques jours un voile blanc incomplet et un dépôt blanc. Sur gélose, 24 heures suffisent pour donner naissance à des colonies blanches, aplaties. Sur pomme de terre, il se forme soit une traînée blanc laiteux, soit un semis de granulations blanches. Ce coccus aurait déterminé sur le cobaye la formation d'un nodule purulent et, sur le veau, une éruption vaccinale typique, avec immunité ; mais les recherches de M. Antony (1), faites avec les mêmes cultures, furent toutes négatives.

M. le médecin principal Vaillard et M. Antony (2) ont cherché la richesse microbienne du vaccin à différents âges. Le vaccin expérimenté par M. Vaillard présentait, le jour de la récolte, de 15 à 25 germes, appartenant à un staphylocoque jaune, à un staph. blanc et au *bacillus subtilis*. Au 75e jour, la même quantité du même vaccin donne une culture stérile et, sur l'autre culture, des microbes de même nature que le premier jour, moins

(1) ANTONY. — *Archives de méd. militaire*, 1894.

(2) VAILLARD et ANTONY. — *Arch. de méd. militaire*, 1894.

nombreux. Au 124e jour (4 mois), on ne rencontre plus que 1 colonie de staph. blanc, et 1 de *bac. subtilis* : « au bout de 4 mois, les microbes originellement contenus dans la pulpe n'ont donc pas entièrement disparu, mais leur nombre a diminué dans de grandes proportions. Enfin, au 219e jour, les cultures présentent encore trois *bac. subtilis* et un staph. blanc ; après 7 mois, la pulpe glycérinée n'est donc pas complètement expurgée des microbes qu'elle contenait originellement. Un deuxième échantillon de vaccin présente le staph. blanc et le *bac. subtilis*. De ces expériences, M. Vaillard conclut que, « par le fait du vieillissement, les germes contenus dans la pulpe glycérinée diminuent considérablement de nombre, mais ne disparaissent pas complètement. Même après une période de sept mois, cette pulpe peut encore renfermer des germes vivants (*bac. subtilis*, staph. blanc, d'ailleurs inoffensif). »

M. Antony dit que plus la pulpe vieillit, plus rares deviennent les colonies qu'on y trouve en abondance dans les premières semaines qui suivent la récolte. Sur 26 vaccins âgés de moins de 5 mois, 4 furent stériles, et 16 présentèrent le micrococque porcelaine, associé 6 fois à d'autres ; 4 présentèrent des organismes d'impureté. Après 5 mois, sur 29 cultures, 23 furent stériles ; 6 présentèrent le *bac. subtilis*, et 6 le bac. de la pomme de terre ;

une fois seulement, on rencontra le microcoque porcelaine.

Copeman (1) rencontre, dans les pustules vaccinales avant leur maturité, de petits bacilles très nombreux dont la présence signifierait que la vésicule n'est pas mûre ; ils disparaissent dans la lymphe plus ancienne. Dans la lymphe du 3e jour, « les autres bactéries sont remarquables par leur absence. »

M. Leoni (2) donne les conclusions suivantes : le vaccin frais est contaminé ; il s'épure dans la glycérine ; il est pur après 1 à 4 mois.

Copeman (3) affirme que la lymphe glycérinée perd tous ses « extraneous » au bout d'un temps variable de 1 jour à 2 mois ; les cultures sur gélatine et sur agar restent alors stériles

Stanley Kent (4) décrit dans la lymphe un petit bacille de 1 μ sur 0.5, en chaînettes de 2 à 40 individus.

Landmann (5) trouve qu'en Allemagne 80 % des enfants vaccinés avec succès présentent une rougeur inflammatoire, phlegmoneuse, érysipélateuse ou hémorrhagique ; cherchant la cause de ces trop nombreuses complications, Landmann étudie des

(1) Copeman. — *Bristish Medical Journal*, juillet 1894.
(2) Leoni. — *Rivista de Hygiene*, août 1894.
(3) Copeman. — *Congrès de Bristol*, septembre 1894.
(4) Stanley-Kent. — *Congrès de Bristol*, 1894.
(5) Landmann. — *Hygiene Rundschrift*, 1895.

vaccins provenant de 13 Instituts allemands ; il y trouve des germes variant en nombre de 50 à 2.500.000 par centimètre cube, et il cite parmi eux le streptocoque pyogène et les staphyl. blanc et doré.

En Amérique, Stephan Martin et Ernst (1) disent être arrivés à de précieux résultats. Sur sérum, ils ont isolé un microorganisme qui ne pousse pas sur les autres milieux ; c'est un court bacille, grêle, qui forme des chaînettes et prend à peu près l'apparence des microcoques lorsque le milieu est épuisé. La 14e génération de ce microbe aurait reproduit 1 fois sur dix la vaccine sur l'enfant, et constamment sur le veau.

M. Le Dantec (2) constate la présence de staphylocoques, dont les réactions, dit-il, sont analogues à celles des staph. ordinaires. Les staph seraient différents suivant l'espèce animale. Ceux de la génisse liquéfient le sérum, ceux de l'homme ne liquéfient pas. Pour bien marquer l'origine de ces microbes, l'auteur propose de les appeler « territoriaux », venant du terrain, par opposition au virus spécifique, apporté du dehors.

M. le professeur Arloing (3), pour cultiver le microbe de la vaccine sur une semence aussi pure

(1) Cités dans *Revue de Hayem*, 1895.

(2) Le Dantec. — *Congrès de Méd. interne de Bordeaux*, 1895.

(3) Arloing. — *Lyon Médical*, mars 1896.

que possible, provoque l'exanthème vaccinal par l'injection intra-veineuse, sur un jeune cheval, de virus vaccin épuré par le vieillissement. Recueillant aseptiquement le derme des pustules avant leur ouverture, il obtient, dans chaque cas, des cultures fécondes. Dans toutes les cultures, il a rencontré un microcoque, incapable de produire l'éruption vaccinale ou l'immunité. Il s'agit d'une infection concomitante ; ce microcoque serait entraîné des profondeurs de l'organisme vers les pustules, parce que le virus vaccin exerce sur lui une action entraînante ou attractive.

D'après MM. Boureau et Chaumier (1), les microbes ne disparaissent du vaccin que lorsque cesse la virulence. Ils ont trouvé les *staph. cereus, aureus*, *albus*, le *microc. flavus*, les *bac. subtilis*, *luteus*, le *bacterium termo*, le *proteus vulgaris*, un *cladothrix*, un bacille fluorescent et d'autres bacilles indéterminés. — L'abondance des bacilles est l'indice d'une virulence insuffisante ; les staphylocoques semblent, au contraire, utiles, et la virulence s'atténue à mesure qu'ils disparaissent. L'inoculation du *cereus albus* sur le veau serait positive, lorsqu'on inocule en même temps et séparément du vaccin ordinaire (vaccination parallèle).

(1) Boureau et Chaumier — *Congrès de Médecine de Nancy 1896*. — (*Bulletin Médical*).

En réponse à cette communication, M. Saint-Yves-Ménard affirme que les microbes sont étrangers à la virulence vaccinale. Il déclare qu'au bout de six mois, il n'y a plus de microcoques dans la pulpe glycérinée, conservée en tubes fermés.

Nous devrions, pour être complet, rapporter les descriptions de différents protozoaires, faites surtout en Allemagne : mais nous limitons notre travail aux bactéries.

La seule conclusion qui s'impose, c'est que les recherches sont souvent contradictoires, et que la flore vaccinale est très variable. Toutefois, en dehors des formes exceptionnelles, la plupart des travaux sérieux s'accordent à reconnaître la présence fréquente d'un staphylocoque blanc, d'un microcoque jaune, et de quelques bacilles : *bacillus subtilis*, bacille de la pomme de terre. Quelques-uns, enfin, semblent prendre plaisir à multiplier les espèces, ordinairement pathogènes; nous verrons bientôt ce que nous ont appris sur ce point nos recherches personnelles.

CHAPITRE II

Etude du nombre et de la persistance des germes dans le vaccin.

Ce chapitre est consacré à l'étude du nombre et à l'énumération des espèces de microbes rencontrés dans le vaccin, à des âges différents, et dans des conditions de préparation, de conservation et de culture toujours sensiblement les mêmes.

Le Bureau municipal d'Hygiène de Lyon prépare le vaccin de la manière suivante :

L'inoculation du veau se fait avec la mixture de la récolte précédente. La cueillette est opérée à la fin du 5e jour. Après lavage à l'eau boriquée, on racle la croûte et le derme jusqu'à la base de la pustule, après avoir saisi la pustule tout entière entre les mors d'une pince à forcipressure ; le tout (croûtes, pulpe dermique, lymphe, caillot) est mélangé avec 1/2 fois son poids d'eau stérilisée,

1 fois son poids de sucre, et 1 fois 1/2 son poids de glycérine neutre. Le produit (mixture vaccinale) est trituré et conservé à la cave dans de gros dés en verre contenant 8 ^{cmc} et bouchés avec un bon bouchon de liège, revêtu de cire à cacheter les bouteilles.

C'est cette pulpe glycérinée, fraîche ou conservée, qui a servi à nos expériences. Dans un dé, nous prenions 1 ^{cmc} de pulpe ; nous l'étendions successivement au 10e, au 100e, au 1000e, suivant son ancienneté. Les cultures primitives furent faites sur la gélatine.

Il arrivera plus d'une fois que les différences entre les cultures au 10e, au 100e, au 1000e, ne seront pas ce qu'on aurait pu attendre théoriquement : les cultures les moins diluées sont relativement trop riches. Nous attribuons ce fait à la viscosité de la glycérine, qui ne permet pas de faire un mélange bien homogène.

Nous étudierons chacun des vaccins suivant son âge. Pour chacun d'eux, nous donnerons la date de la récolte, avec l'appréciation sommaire de M. Leclercq, sur le succès de l'opération ; la date de l'ensemencement, et nous noterons l'apparition successive des colonies, leur nombre et les espèces auxquelles elles appartiennent.

Vaccin n° 1. — Récolté le 9 janvier 1896, cultivé le même jour. — Belle réussite. Le 30 janvier, le tube

100e A présente 51 colonies, 40 blanches et 11 jaunes;

Le tube 100e B, présente 86 colonies, dont 68 blanches et 18 jaunes;

Le tube 1000e A, 15 colonies, dont 4 jaunes :

Le tube 1000e B, 20 colonies, dont 4 jaunes.

La plupart des colonies blanches sont sphériques, mesurant de 6mm à 0mm5. Les colonies jaunes sont ovales. Le tube 100e B présente une large colonie (10mm) liquéfiante, blanche, peu épaisse, à bords finement dentelés et arborescents (colonie dentritique).

Ces colonies appartiennent au coccus blanc non liquéfiant et au coccus jaune. Seule la colonie dentritique relève du coccus liquéfiant.

Vaccin n° 2, récolté le 30 avril 1896, ensemencé le même jour. — Très belle réussite.

Le 3 mai, le tube 100e A, présente 60 colonies apparentes, blanches, punctiformes, non liquéfiantes.

Le 100e B, 50 colonies.

Le 1000e A, 12 colonies.

Le 1000e B, 6 colonies.

Le 7 mai, nous trouvons sur le tube 100e A, 191 colonies blanches.

Sur le 100e B, 150 colonies blanches, dont une liquéfiante.

Sur le 1000e A, 20 colonies blanches, une jaune citron et une jaune orangé.

Sur le 1000e B, 30 colonies blanches.

La liquéfaction commence le 10 mai, elle est complète le 14. L'examen ultérieur fait partie avec les colonies des tubes précédents, partie avec des dilutions de leur produit de liquéfaction, décèle les microcoques blancs liquéfiants et non liquéfiants, et le coccus jaune.

Vaccin n° 3. — Recueilli le 21 mai, ensemencé le même jour. Très belle réussite.

Le 27 mai, sont apparues sur le tube 100e A, — 320 colonies, toutes blanches, punctiformes, non liquéfiantes, et deux larges colonies (7^{mm}) blanc grisâtres liquéfiantes ;

Sur le 100e B — 300 colonies blanches non liquéfiantes, et deux liquéfiantes ;

Sur le 1000e A — 42 colonies blanches ;

Sur le 1000e B — 30 colonies blanches, une liquéfiante.

Le 31 mai, tous les tubes sont complètement liquéfiés, avec l'aide, sans doute, de la chaleur de l'été.

Les cultures faites sur d'autres milieux montrent que les colonies, liquéfiantes le 27 mai, étaient formées de *bac. subtilis* ; les autres, par les microcoques blancs, liquéfiant et non liquéfiant.

La liquéfaction trop rapide n'a point laissé aux colonies jaunes le temps de se développer, mais nos dilutions nous permirent, plus tard, de constater leur présence.

Vaccin n° 4. — Récolté le 27 octobre 1896, ensemencé le même jour.

Il se développe de nombreuses moisissures, qui rendent l'examen difficile ; néanmoins nous constatons la présence de nombreuses colonies de *bac. subtilis*, et de quelques rares bacilles de la pomme de terre. Nous n'avons pas rencontré de staphylocoques.

Vaccin n° 5. — Récolté le 5 novembre 1896, ensemencé le lendemain.

Le 10 novembre, le tube au 100e présente 8 colonies visibles, blanches, et de nombreuses moisissures ; le tube au 1000e, seulement une colonie blanche.

Le 15 novembre, nous trouvons 15 colonies sur le tube

100e et 2 sur le tube 1000e. Quelques-unes liquéfient bientôt.

L'une de ces colonies liquéfiantes est formée de cellules analogues aux cellules de levure, en amas de 5 à 12 individus, mesurant 4 à 5 μ. Les autres appartiennent, en majeure partie, au coccus blanc non liquéfiant, quelques-unes au coccus liquéfiant et au *bac. subtilis*.

Vaccin n° 6. — Vaccin récolté le 16 juillet 1896, ensemencé le 20.

Le 25 juillet, se sont développées des colonies blanches punctiformes, au nombre de 7 sur le tube 100e A, de 9 sur 100e B, et 1 sur 1000e B; le 1000e A est stérile.

Le 28 juillet, nous trouvons sur 100e A, 9 colonies blanches, 2 jaunes, non liquéfiantes, et 1 colonie blanche liquéfiante (total 12 colonies);

Sur 100e B, 10 colonies blanches, dont une liquéfiante;

Sur 1000e A, une colonie jaune citron;

Sur 1000e B, une jaune et une blanche.

Les deux colonies liquéfiantes du 28 juillet sont formées par le *bac. subtilis*; les jaunes par le coccus jaune; les autres par les microcoques blancs liquéfiant et non liquéfiant.

Vaccin n° 7. — Récolté le 30 janvier 1896, ensemencé le 6 février (7 jours). — Réussite médiocre.

Le 20 février, le 100e A présente 23 colonies blanches;

Le 100e B, — 37 colonies blanches;

Le 1000e A, — 4 blanches et 2 jaune citron;

Le 1000e B, — 2 blanches.

Le 5 mars, l'une des colonies blanches du 1000e A liquéfie sur 1 centm.

Seule cette dernière colonie appartient au *bac. sub-*

tilis ; les autres appartiennent au coccus blanc non liquéfiant et au coccus jaune.

Vaccin n° 8. — Récolté le 8 octobre 1896, ensemencé le 23 (15 jours).

Outre de nombreuses moisissures, le tube au 100ᵉ présente 14 colonies blanches; le tube au 1000ᵉ, 3 colonies. Une seule appartient au *bac. subtilis*; les autres au coccus blanc non liquéfiant.

Vaccin n° 9. — Vaccin récolté le 18 juin 1896, cultivé le 15 octobre (4 mois).

Seul, un des tubes au 10ᵉ présente une colonie liquéfiante (*bac. subtilis*).

Ce vaccin semble donc ne présenter que des bacilles; cependant, une culture faite à la même date sur le contenu d'un œuf de poule, montre, outre les bacilles, de nombreux microcoques.

Vaccin n° 10. — Récolté le 20 octobre 1895, ensemencé le 16 avril 1896 (5 mois 17 jours). Réussite très belle.

Le 19 avril, nous constatons sur le tube, au 100ᵉ 99 colonies blanches;

Sur le tube au 1000ᵉ, 37 colonies blanches.

Le 3 mai, quelques colonies liquéfient; le 14 mai, toutes sont liquéfiantes.

L'examen ultérieur montre que nous avons affaire au *bacillus subtilis* et au coccus liquéfiant.

Vaccin n° 11. — Récolté le 9 janvier 1896, cultivé le 30 juillet (6 mois 20 jours).

Nous n'obtenons qu'une colonie, liquéfiante, sur un tube au 10ᵉ : il s'agit du *bacillus subtilis*.

Vaccin n° 12. — Récolté le 12 décembre 1895, ensemencé le 1er août (7 mois 19 jours). — Très belle réussite.

Le 5 août, le tube 100e A présente 50 colonies blanches non liquéfiantes ;

le 100e B — 30 colonies ;

le 1000e — 6 colonies.

Le 8 août, quelques colonies se montrent formées d'un centre opaque blanc grisâtre, de 2mm, autour duquel s'étendent des rayons grisâtres, qui pénètrent dans la gélatine liquéfiée.

Toutes les colonies appartiennent soit au bacille de la pomme de terre, soit au *bacillus subtilis.*

Vaccin n° 13. — Récolté le 21 novembre 1895, ensemencé le 22 juillet 1896 (8 mois 1 jour). Excellente réussite.

Le 30, sont apparues, sur le tube au 100e, deux colonies blanches ; sur le tube au 1000e, une colonie blanche. Toutes trois sont formées par le coccus blanc non liquéfiant.

Vaccin n° 14. — Récolté le 5 septembre 1895, ensemencé le 21 mai 1896 (8 mois 16 jours). — Belle réussite.

Le 27 mai, les deux tubes au 100e présentent chacun 3 colonies blanches ;

Le 1000e A deux colonies ;

Le 1000e B est stérile.

Le 31 mai, le 100e A possède 4 colonies, dont une liquéfiée déjà ;

Le 100e B six colonies ;

Le 1000e A et le 1000e B deux colonies.

Les colonies déjà visibles le 27 mai, appartiennent au *bacillus subtilis* ; les autres, au coccus blanc liquéfiant.

Vaccin n° 15. — Récolté le 16 janvier, ensemencé le 16 octobre 1896 (9 mois).

Deux tubes au 100ᵉ restent stériles.

Vaccin n° 16. — Récolté le 12 décembre 1895, ensemencé le 14 octobre 1896 (9 mois 2 jours).

Le tube 100ᵉ A reste stérile ; le 100ᵉ B présente une colonie d'abord profonde, et qui, touchée avec le fil de platine, s'étale à la surface en prenant les caractères du *bacillus mesentericus vulgatus*.

Vaccin n° 17. — Récolté le 5 septembre 1895, ensemencé le 2 juillet 1896 (9 mois 27 jours).

L'un des tubes au 100ᵉ est stérile ; l'autre présente deux colonies de *bacillus subtilis*.

Vaccin n° 18. — Récolté le 3 octobre 1895, ensemencé le 19 octobre 1896 (12 mois 16 jours). Réussite très médiocre.

Le tube au 10ᵉ présente environ 200 colonies blanches.

Le tube au 100ᵉ présente, le 22 octobre, 18 colonies blanches. Les superficielles mesurent 2 millimètres le 24 ; à leur périphérie, on observe un léger ramollissement, sans liquéfaction. Plus tard, la zône de ramollissement disparaît ; les bords deviennent onduleux.

Leurs caractères sont ceux du coccus blanc non liquéfiant. Une seule colonie liquéfiante de *bacillus subtilis*.

Vaccin n° 19. — Récolté en juillet 1895, ensemencé en octobre 1896 (15 mois).

Les tubes au 10ᵉ et au 100ᵉ restent stériles.

Vaccin n° 20. — Récolté le 14 mars 1895, conservé à l'étuve depuis mars 1896, ensemencé le 17 octobre (19 mois 3 jours).

Ce vaccin est très desséché ; son volume, qui était primitivement de 8 cmc n'est plus aujourd'hui que 2 cmc. Nous devons donc admettre que les cultures sont environ 4 fois trop concentrées.

Le 21 octobre, le tube au 100° présente 20 colonies blanches, de 2mm. ; elles ne liquéfient que le 27. La plupart appartiennent au *bacillus subtilis*, mais nous avons, en outre, rencontré un bacille indéterminé, dont nous indiquerons plus loin les caractères.

Ces expériences démontrent que, si la richesse bactérienne du vaccin est variable suivant les récoltes, elle n'en est pas moins soumise à quelques lois. D'une manière générale, le nombre des bactéries est d'autant moindre que le vaccin est plus âgé, et lorsqu'un même vaccin est expérimenté à des intervalles successifs, sa richesse microbienne s'amoindrit de plus en plus. Au point de vue des espèces, pendant les premiers mois, ce sont les cocci qui dominent ; plus tard au contraire, ils cèdent peu à peu la première place aux bacilles.

La diminution du nombre des bactéries est rapide au début : il y a une différence considérable entre les vaccins examinés le jour même de la récolte et ceux examinés les jours suivants. Plus tard, au contraire, la diminution est beaucoup moins sensible et paraît se faire d'une façon plus irrégulière.

Il n'y a pas de rapport entre la richesse microbienne et la valeur de la récolte.

Nous résumons en deux tableaux les résultats précédents. Le premier tableau montre le nombre et les espèces de germes contenus dans chaque vaccin. Le deuxième fait ressortir la différence de richesse en bactéries de l'ensemble des vaccins, groupés suivant les âges ; nous en avons fait trois catégories : 1° vaccins de 0 jour ; 2° vaccins de 1 à 15 jours ; 3° vaccins de 4 à 19 mois. Le premier groupe présente en moyenne, par centimètre cube, 22.233 bactéries ; le second, 2.062, et le troisième, 826. Toutefois, nous avons omis le vaccin n° 10, dont les chiffres s'éloignent par trop de ceux des vaccins de même âge et au sujet duquel il est certainement intervenu une cause d'erreur dont nous n'avons pu déterminer la nature.

1° Tableau du nombre et des espèces de germes contenus dans les vaccins de différents âges.

(La lettre a indique les vaccins déjà expérimentés.)

Nos	AGE	NOMBRE de GERMES			ESPÈCES
		10e	100e	1000e	
1	0 jour......		51 86	15 20	Coccus blanc non liquéf. Coccus jaune. Coccus blanc liquéfiant.
2	—		191 150	20 30	Coccus blanc non liquéf. Coccus jaune. Coccus blanc liquéfiant.
3	—		320 300	42 30	Coccus blanc non liquéf. Coccus blanc liquéfiant. Coccus jaune. Bac. subtilis.
4	—				Bac. subtilis. Bac. mésentéricus.
5	1 jour......		15	2	Coccus blanc non liquéf. Coccus blanc liquéfiant. Bac. subtilis.
6	4 jours.....		12 10	1 2	Coccus blanc non liquéf. Coccus blanc liquéfiant. Coccus jaune. Bac. subtilis.
7	7 jours.....		23 37	4 2	Coccus blanc non liquéf. Coccus jaune. 1 col. de bac. subtilis.
8	15 jours.....		14	3	Coccus blanc non liquéf. 1 col. de bac. subtilis.

1° Tableau du nombre et des espèces de germes contenus dans les vaccins de différents âges *(suite).*

(La lettre a *indique les vaccins déjà expérimentés.)*

Nos	AGE	NOMBRE de GERMES			ESPÈCES
		10e	100e	1000e	
9	4 mois.....	1	0	0	Bac. subtilis.
10	5 mois 27 j.		99	37	Bac. subtilis. Coccus blanc liquéfiant.
11	6 mois 20 j.	1	0		Bac. subtilis.
12	7 mois 19 j.		50 30	6	Bac. subtilis. Bac. mésentéricus.
13	8 mois 1 jour		2	1	Coccus blanc non liquéf.
14	8 mois 16 j.		4 6	2 2	Bac. subtilis. Coccus blanc liquéfiant.
15	9 mois.....		0	0	
a 16	9 mois 2 j..		0 1		Bac. mésentéricus.
a 17	9 mois 27 j.		0 2		B. subtilis.
18	12 mois 16 j.	200	18		Coccus blanc non liquéf. 1 col. de bac. subtilis.
19	15 mois.....	0	0		
20	19 mois 3 j..		5		Bac. subtilis. Bac. indéterminé.

2° Tableau de la richesse bactérienne moyenne de la pulpe vaccinale glycérinée lyonnaise suivant son degré d'ancienneté.

Nos	AGE	Bactéries par cent. cube : Moyenne de diverses analyses	MOYENNES GÉNÉRALES
1	0 jour.....	12.175	
2	—	21.025	22.233 au début
3	—	33.500	
5	1 jour.....	1.750	
6	4 —	1.300	2.062 dans les 15 premiers jours
7	7 —	3.000	
8	15 —	2.200	
9	4 mois	10	
11	6 — 20 j.	10	
12	7 — 19 j.	4.666	
13	8 —	600	
14	8 — 16 j.	1.250	
15	9 —	0	826 de 4 à 19 mois
16	9 — 2 j.	50	
17	9 — 27 j.	100	
18	12 — 16 j	1.900	
19	15 —	0	
20	19 — 3 j.	500	

Nous avons essayé de déterminer, par quelques expériences, le mode de répartition de la flore bactérienne du vaccin dans chacun des éléments constitutifs de ce dernier. Nous avons étudié la lymphe défibrinée, le caillot, la pulpe dermique et la croûte.

Vaccin récolté le 20 février, cultures faites le même jour.

Les ensemencements de lymphe restent complètement stériles.

La pulpe présente de nombreuses colonies, appartenant au coccus jaune, et aux microcoques blancs liquéfiant et non liquéfiant.

Le caillot possède, le 27 février, 40 colonies blanc grisâtres ; le 5 mars, 11 colonies jaune orangé, les autres jaune citron. Toutes sont formées par le coccus jaune.

La croûte présente 14 colonies de coccus blanc non liquéfiant, et une de coccus liquéfiant.

Récolte du 30 avril.

La lymphe, le caillot, la pulpe et la croûte présentent des cocci blancs liquéfiants.

Récolte du 21 mai, cultures du même jour.

La lymphe ne présente aucune colonie.

Le caillot donne naissance à une colonie de coccus blanc non liquéfiant, et à une de coccus jaune.

La pulpe présente de nombreuses colonies de

coccus blanc non liquéfiant, et une colonie de *bacillus subtilis*.

La croûte ne possède que des cocci non liquéfiants.

Récolte du 5 novembre, cultures du même jour.

La lymphe donne une colonie de coccus blanc liquéfiant.

Le caillot, deux colonies de coccus blanc liquéfiant.

Chacun des éléments du vaccin renferme donc des microbes. Mais le caillot se montre ordinairement très riche, et la lymphe très pauvre. De plus, le caillot nous a semblé avoir presque le privilège du coccus jaune. Enfin la croûte, bien que toujours cultivée sous un volume considérable, ne présente que peu de bactéries.

CHAPITRE III

Étude des caractères de chaque espèce.

Nous nous proposons d'étudier séparément chacune des espèces que nous avons rencontrées. Nous donnerons leurs caractères généraux sur les milieux de cultures, leurs formes, et nous appuierons nos descriptions de quelques exemples tirés de nos expériences. Nous les rapprocherons enfin des espèces déjà décrites par les auteurs.

Nous avons rencontré dans les divers vaccins examinés :

1º Un coccus blanc non liquéfiant ;
2º Un coccus blanc liquéfiant ;
3º Un coccus jaune ;
4º Le *bacillus subtilis* ;
5º Le *bacillus mesentericus vulgatus* ;
6º Une espèce indéterminée (bacille).

I. — Coccus blanc non liquéfiant. — Il se trouve souvent dans les vaccins jeunes. Sa présence est surtout difficile à déceler, car il se développe lentement et, maintes fois, il est accompagné d'autres espèces liquéfiantes plus hâtives, qui empêchent l'examen.

En plaques sur gélatine, à la température ordinaire, ce microbe se développe soit en profondeur, soit à la surface. En profondeur, il n'est guère visible avant 5 ou 6 jours, sous forme d'une colonie blanche, sphérique, ne dépassant guère 1mm de diamètre. A cette époque, on ne peut le différencier des autres espèces. S'il se développe à la surface, il est visible après deux ou quatre jours, et sa croissance est rapide ; son diamètre atteint 2 à 5mm. Sa couleur est alors blanc éclatant, blanc pur, comme la cire à cacheter ou la porcelaine ; le contour est régulièrement circulaire, du moins au début ; cependant, les colonies qui proviennent de vaccins âgés, présentent, en général, quelques sinuosités. La minceur est extrême, seuls les bords forment un léger bourrelet. Lorsqu'enfin le coccus se trouve dans la profondeur, mais à peu de distance de la surface, il se développe surtout vers cette dernière, et l'atteint au bout de quelques jours ; il se développe ensuite comme les colonies superficielles, mais son centre reste toujours surélevé, absolument comme si une tête d'épingle soulevait le point central de la culture. A cette période, la colonie présente la forme d'un petit champignon ; une tige profonde, blanc opaque, de longueur et de grosseur variables ; un véritable chapeau superficiel, qui la continue. Du reste, le développement n'est point exubérant : seules les colonies qui se trouvent à moins de 2^{mm} de profondeur, ont chance de s'accroître jusqu'à la surface.

Parfois, la gélatine se ramollit en cupule autour de la colonie, mais on n'observe jamais de liquéfaction.

Plus tard, la coloration diminue à mesure que le milieu s'appauvrit; la colonie devient blanc bleuâtre, presque transparente, et ses bords présentent de nombreuses dentelures, plus ou moins acérées.

En strie sur gélatine, le développement s'effectue d'abord à la surface de la strie ; au bout de deux jours, c'est une membrane granuleuse, formée de petites colonies circulaires de 1^{mm}, très agglomérées ; après quatre ou cinq jours, l'aspect reste le même, ou bien l'on constate un voile continu, blanc porcelaine, d'épaisseur minime ; les bords sont un peu surélevés et d'ordinaire rectilignes au début. La largeur est de 5^{mm}, quand la croissance est achevée. Dans la profondeur de la strie se développent, après quelques jours, de nombreuses colonies grisâtres, très petites, qui n'arrivent guère à s'agglomérer. Très rarement, une coloration grisâtre se diffuse dans toute la gélatine.

A 38°, le bouillon se trouble à peine après 24

heures ; le trouble s'accentue peu à peu pour acquérir, après 8 à 12 jours, son maximun de netteté ; plus tard, le liquide s'éclaircit. Il se forme dès le deuxième jour un dépôt blanc grisâtre qui n'est jamais très abondant ; à la surface, un voile blanc, très épais et toujours incomplet ; un liseré blanc sur les parois. Le voile est très inconstant, et il nous a semblé faire surtout défaut après plusieurs générations.

Sur gélose, se développent des colonies blanc grisâtres, à la surface et sur la strie ; la largeur ne dépasse guère 5 millimètres. Tantôt les bords sont lisses, tantôt la pellicule est manifestement formée de colonies rondes superposées.

Sur contenu d'œuf de poule, l'accroissement est rapide et considérable. Après 48 heures, il se forme une masse blanc jaunâtre, crémeuse, s'étirant fortement sous le fil de platine.

Voici le résumé de quelques expériences :

A). Sur plaques de gélatine. — *Vaccin n° 7.* — Cultures du 6 février. Le 13, sont apparues des colonies blanches, les unes superficielles, circulaires, blanc de cire, de 2 à 4^{mm}, la plupart formées d'une partie étalée superficielle, et d'une tige épaisse profonde ; les autres petites, profondes. Le 17, quelques autres colonies sont devenues superficielles.

Vaccin n° 3. — Caillot ensemencé le 21 mai. Une colonie blanche apparaît le 17 ; elle s'agrandit peu à peu ;

conservée pendant deux mois, elle ne liquéfie à aucun moment, mais sa partie profonde disparaît peu à peu, sa partie superficielle prend une couleur blanc bleuâtre, et ses contours, primitivement circulaires, deviennent échancrés à la manière d'une feuille de trèfle.

Croûtes du même vaccin. Deux colonies apparaissent le 27 mai; suivies jusqu'au 10 août, elles se décolorent de plus en plus, et leurs bords deviennent dechiquetés.

Vaccin n° 18. — Cultures du 19 octobre. Les colonies superficielles sont apparues le 21. D'abord rondes, avec contour épaissi, elles deviennent, plus tard, onduleuses ; le 29 octobre, la gélatine est un peu ramollie en cupule, mais il n'y a pas de liquéfaction.

B). Stries sur gélatine.— *Vaccin n°* 1. — Strie faite le 30 janvier ; le 6 février, colonie blanche, très mince, bords surélevés, rectilignes ; largeur 0 cent. 3.

Vaccin n° 3.— Caillot du 21 mai, strie faite le 31 mai ; le 3 juin, surface blanc de cire à bords dentelés, très mince ; conservée dans cet état pendant deux mois.

4 juin. — Strie de colonie blanche de pulpe dermique ; le 17, strie blanche, à bords lisses, de 0.3. Conservée jusqu'au 19 juillet.

Vaccin n° 18. — Stries du 24 octobre. Le 26, colonies blanc de cire superposées, confluentes, peu épaisses ; le 28, nappe blanche, continue, à bords lisses, un peu surélevés; diamètre 0.4. Plus tard (10 novembre) la gélatine acquiert peu à peu une coloration diffuse gris blanc ; les bords deviennent finement dentelés.

Vaccin n° 3. — Strie de cinquième génération, sur bouillon, faite le 16 octobre. Le 18, colonies blanches superposées; la culture reste telle pendant plusieurs semaines.

C'. Sur bouillon. — *Vaccin du 9 janvier*; bouillon ensemencé le 30 janvier. Le 6 février, trouble uniforme peu accentué; dépôt grisâtre assez abondant. Le 17 février, trouble uniforme très accentué; quelques flocons grisâtres; dépôt blanc, très miscible; voile incomplet. Le 27 février, le liquide est éclairci.

Vaccin n° 3, cultivé en sixième génération le 13 octobre. Bouillon très trouble le 15; dépôt peu abondant blanc grisâtre le 17. Pas de voile, mais liseré blanc superficiel. Le liquide s'éclaircit tardivement.

Même vaccin sur septième et huitième générations : le trouble se produit très vite et persiste très longtemps; le dépôt est toujours abondant, mais le voile ne se forme plus.

D'. Sur gélose. — *Vaccin n° 3*, cultivé le 15 juin. La strie est occupée, le 17, par une nappe continue, blanc grisâtre, large de 0.4; les bords sont lisses.

Vaccin n° 18. — Cultivé le 26 octobre; le 28, colonies blanc gris, de 3mm, superposées, et se détachant du trajet de la strie; cet aspect persiste pendant plusieurs semaines.

Au microscope, toutes les cultures présentent uniquement des cocci, paraissant plus petits que les pyogènes ordinaires. Ils sont isolés, réunis par deux, trois, quatre, formant des trièdres ou des tétrades, ou de petites chaînettes : il est rare que ces dernières présentent plus de 4 éléments. De nombreux amas, peu riches (cinq à vingt-cinq individus). La forme dominante est celle de diplocoques.

Nous avons inoculé au cobaye divers bouillons de ce coccus. Nos cultures étaient âgées de quinze jours, deux mois et trois mois. Les scarifications et les injections sous-cutanées ne produisirent aucune inflammation.

Sur le veau, nous inoculâmes, par scarifications, des bouillons de deux, trois, vingt jours, deux mois, et des cultures sur œuf de huit jours ; nous ne pûmes déterminer ni éruption, ni immunité ; seuls, les bouillons de deux et trois jours provoquèrent, après quarante-huit heures, un peu d'érythème avec adénite sensible. Les cultures de quatrième et sixième générations ne se montrèrent pas plus efficaces.

L'inoculation d'un mélange de coccus jaune et de coccus blanc non liquéfiant resta également négative.

Par contre, nous avons confirmé cette remarque de MM. Boureau et Chaumier, que l'inoculation du *coccus albus*, par la vaccination parallèle, donne lieu à une pustule, mais cette pustule est moins bien développée que celles du vaccin normal; M. Leclercq en fait une fausse vaccine.

Nous croyons donc que ce microbe est inoffensif

pour le cobaye, et que son action sur le veau est irrégulière.

Pouvons-nous identifier cette espèce à l'une de celles déjà décrites ? Celle dont les caractères se rapprochent le plus est le *staphylococcus cereus albus* de Passet. Les deux microbes poussent lentement sur gélatine, s'étalent à la surface (aérobies), et ne liquéfient pas ; sur gélose, ils ont une coloration moins blanche que sur gélatine ; sur bouillon, ils croissent vite à l'étuve ; ils ne sont pas pathogènes.

Mais, d'autre part, le développement du *cereus albus* sur gélatine ne dépasse guère 2 mm (Eisenberg); il s'étend sur toute la surface de la gélose; il forme beaucoup d'amas et peu de chaînettes, tandis que notre coccus donne lieu à des colonies de 4 ou 5 mm, ramollit parfois la gélatine, se limite à la strie sur gélose; les amas sont rares, et on observe beaucoup de petites chaînettes, de trièdres et de diplocoques.

Ces caractères ne sont, sans doute, pas suffisants pour isoler complètement les deux microbes; peut-être sont-ce des variétés.

II. Coccus blanc liquéfiant. — Il se rencontre surtout dans les vaccins jeunes. Sur plaques de gélatine, il apparaît d'ordinaire un peu plus tôt que le précédent. Punctiforme comme lui au début, il prend un développement plus rapide et plus considérable. Arrivées à leur pleine maturité, ses colonies présentent une couleur blanche, très semblable à celle du coccus non liquéfiant, mais elles sont presque transparentes sur les bords. Le centre est souvent plus coloré et plus épais. Le diamètre varie de 2 ^{mm} à 8 ^{mm} et même plus. Les contours, d'abord circulaires, deviennent fréquemment ondulés, forme qui permet de les reconnaître. Après un temps variable, se produit une liquéfaction qui peut s'étendre à plus de 1 cent..

Lorsqu'elles restent dans la profondeur, ces colonies sont blanc jaunâtres, le centre étant plus coloré. La liquéfaction des colonies profondes est beaucoup plus tardive, si même elle a lieu; mais lorsqu'on les a touchées avec le fil de platine, elles liquéfient rapidement.

En strie sur gélatine, les caractères diffèrent peu, les premiers jours, de ceux du coccus blanc non liquéfiant. C'est également une nappe blanche, parfois granuleuse au début, plus tard continue; les bords sont tantôt lisses ; tantôt ondulés. La profondeur reste presque stérile. Parfois, après quelques jours, apparaît une sorte de nuage, une teinte grisâtre plus ou moins intense, infiltrée par toute la gélatine. Après un temps extrêmement variable, de 2 jours à 1 mois, d'après nos expériences, la gélatine se liquéfie autour de la strie ; cette liquéfaction s'étend à 7^{mm} de profondeur. Le liquide, grisâtre ou incolore, repose sur un fond inégal, recouvert d'un dépôt blanc jaunâtre.

Sur bouillon à 38°, la culture est rapide. Après 2 ou 3 jours, apparaît un trouble net, uniforme; après 3 ou 4 jours, un dépôt blanc grisâtre abondant. A la surface, un voile blanc, peu épais, très incomplet. Plus tard le liquide s'éclaircit.

Sur gélose, il se forme des colonies blanches sur la strie.

Sur pomme de terre on observe, après deux ou trois jours, des granulations blanches assez abondantes, sphériques. Puis la surface devient réticulée.

Nous résumons quelques expériences :

A). — Sur plaques de gélatine. — *Vaccin n° 1.* — Cultures du 9 janvier. Le 30, nous constatons sur le tube 100e B une colonie blanche, de 1 cent., irrégulièrement sphérique ; les bords sont extrêmement déchiquetés, les dentelures rappellent le dessin d'une feuille de fougère : colonie dentritique. Elle est nettement liquéfiante.

Pulpe dermique du 20 février. Le 27, colonies punctiformes ; le 4 mars, quatre colonies blanches, dentelées, qui liquéfient bientôt.

Vaccin n° 3. — Cultures du 21 mai. Sur le 1000e A, nous trouvons, le 26, de nombreuses colonies blanches ; quelques-unes liquéfient le 3 juin.

Vaccin n° 7. — Cultures du 20 juillet. Les colonies punctiformes du tube 1000e B ne liquéfient pas encore le

5 août ; à cette date, nous touchons quelques-unes d'entre elles avec le fil de platine. Elles se développent jusqu'à la surface, et liquéfient après deux jours.

Vaccin n° 7. — Cultures du 6 février. Sur le tube 1000^{c} A, une colonie blanche, superficielle, liquéfie le 5 mars ; son cercle de liquéfaction atteint 1 cent. le 12.

Vaccin n° 10. — Cultures du 16 avril. Colonies punctiformes blanches le 19 avril. Le 3 mai, de grandes colonies blanches, très minces, de 2 à 6^{mm}, présentant un centre gris blanc, un premier anneau blanc de cire, et un deuxième gris blanc. Elles liquéfient le 14 mai.

B). Stries sur gélatine. — *Vaccin n° 1.* — Stries de colonie dentritique, faite le 30 janvier ; le 6 février, elle présente une surface blanche, à bords peu ondulés, mesurant 4^{mm} de diamètre, et largement liquéfiante.

Pulpe du 20 février. — L'une des stries liquéfie après sept jours et l'autre après cinq jours ; toutes deux présentent un dépôt blanc jaunâtre.

Vaccin n° 2. — Strie faite le 24 mai, surface blanche, bords ondulés le 26 ; liquéfie le 28 (4 jours).

Vaccin n° 3. — Culture faite le 28 mai ; pellicule dentelée, blanc argenté ; liquéfie le 14 juin (17 jours).

Une autre strie du même vaccin ne liquéfie qu'au bout de un mois.

Lymphe du 5 novembre. — Strie faite le 13 novembre ; le 14, surface blanc gris de 3^{mm}, bords lisses ; le 16, liquéfaction incolore sur toute la longueur ; plus tard, le liquide devient gris (2 jours).

Vaccin n° 7. — Strie faite le 5 mars ; présente, le 12, une nappe blanche de 6^{mm} ; bords très ondulés le 16 ; liquéfie le 22 (17 jours).

Vaccin n° 10. — Première strie, faite le 10 mai, avec l'une des colonies dentelées superficielles; deuxième strie, faite le même jour, avec une colonie profonde punctiforme. Le 14, toutes deux présentent une nappe continue, blanc de cire, à bords dentelés, 3 à 5 mm; seule, la strie de colonie dentelée communique au milieu une coloration diffuse, blanc grisâtre. La colonie dentelée liquéfie le 17 mai (16 jours) et la colonie profonde le 28 mai (19 jours).

Une strie de cette dernière ne liquéfie qu'après vingt jours.

Ce micrococque n'est point pathogène pour le cobaye.

Au microscope, on constate des cocci du même diamètre que les pyogènes ordinaires. Comme la première espèce, ils se présentent isolés ou associés par deux, trois ou quatre, mais les grappes sont plus riches et plus abondantes. Parfois même, la préparation ne présente que des amas : il en était ainsi pour la strie du vaccin n° 7, faite le 5 mars.

Parmi les espèces décrites, seul le *staphylococcus pyogenes albus* présente des caractères analogues, mais le coccus blanc liquéfiant du vaccin n'est point pathogène, et le temps nécessaire à la liquéfaction est tellement variable, que nous n'osons assimiler cette espèce à aucune autre.

III. — Coccus jaune. — Nous ne l'avons rencontré que dans les vaccins très jeunes. De toute la flore vaccinale c'est, pour nous, l'espèce qui se développe le plus tardivement. Il est rare qu'on le rencontre avant sept jours ; ce sont alors les colonies superficielles qui, seules, sont manifestement chromogènes. Peu à peu, leur nombre augmente ; non point, semble-t-il, que, réellement, il se constitue des colonies nouvelles, mais la coloration spéciale n'appartient qu'à celles déjà bien développées, et ne se montre guère si elles ont moins de 2^{mm}. Au début, la coloration est blanche. De même que pour le coccus blanc, les colonies peu profondes, à 1 ou 2^{mm}, gagnent peu à peu la surface ; elles s'étendent alors, et prennent tous les caractères des colonies primitivement superficielles. Les colonies profondes ne dépassent pas $1^{mm}5$; elles sont sphériques ou ovalaires, et leur couleur blanc ambré ne permet point de les différencier. Aussi lorsque peu d'entre elles sont superficielles, la liquéfaction est-elle souvent complète, par le fait d'autres espèces, avant que leur développement ne soit suffisant pour les déceler, et c'est ce qui nous explique, sans doute, pourquoi nous les avons trouvées si peu nombreuses dans certains vaccins récents.

Bien développées, ces colonies mesurent de 2 à 4^{mm}, rarement plus ; leur forme est circulaire ou elliptique ; leur contour est régulier. Plus tard, quand le milieu se dessèche, elles deviennent dentelées. Leur minceur est extrême. Leur coloration est très variable et, lors de nos premières recherches, nous fûmes surpris de rencontrer un microbe passant d'un blanc grisâtre au jaune pâle et au jaune orangé, et néanmoins susceptible de conserver, pendant des mois, une même nuance du jaune ; M. Roux nous assura que ce fait n'avait rien d'extraordinaire, et que le *cereus flavus*, entre autres, était capable de ces variations (1). De même une culture qui était jaune citron sur plaques de gélatine, devient souvent jaune orangé sur strie. En général, plus la colonie est développée, plus elle tend vers l'orangé.

La gélatine n'est jamais liquéfiée.

En stries sur gélatine, le développement commence à la surface sous forme d'un voile d'abord gris qui, bientôt, devient jaune plus ou moins orangé. La largeur est de 3 à 4^{mm}. Les bords sont lisses.

Le bouillon se trouble légèrement dès le second jour; le trouble ne devient très accentué qu'après 7 ou 8 jours, et souvent alors nous avons vu quelques rares flocons. Après 3 ou 4 jours, se forme un dépôt blanc et, à la surface, un voile incomplet, déchiqueté sur ses bords ; sur les parois, un léger liseré blanc périphérique. Le liquide s'éclaircit plus tard.

Sur pomme de terre, il se développe, après 2 ou

(1). M. Rodet signale, pour le *staphylococcus pyogenes aureus* des variations chromatiques analogues (Rodet, de la *Variabilité dans les microbes*).

3 jours, une pellicule blanche, vernissée, peu épaisse ; puis la culture devient blanc grisâtre, terne.

En strie sur gélatine de pomme de terre, il se forme d'abord de petites colonies jaunâtres ; puis la liquéfaction se produit après 10 ou 15 jours.

Les stries sur gélose présentent, après quelques jours, des colonies jaune crème, rarement plus colorées ; elles envahissent plus ou moins la surface du milieu. Les plus petites sont circulaires et les plus grandes échancrées. Dans la profondeur se voit une lame granuleuse blanc grisâtre.

Nous résumons quelques expériences.

A). — Sur plaques de gélatine. — Caillot du 20 février, cultures du même jour. Le 27, nous constatons 38 colonies blanches punctiformes ; le 5 mars, 11 colonies jaune orangé superficielles, et 45 colonies jaune citron ; le 15 mars, 15 colonies jaune orangé. Ces colonies sont très minces, rondes ou ovalaires, et mesurent au plus 4 mm.

Vaccin n° 2. — Cultures du 30 avril. Le tube 1000e A ne présente d'abord que des colonies blanches ; le 7 mai, sont apparues 1 colonie jaune citron et 1 jaune orangé.

Vaccin n° 3. — Cultures du 21 mai. Sur le caillot, on remarque, le 27 mai, 2 colonies blanches punctiformes ; l'une d'elles est devenue jaune orangé le 3 juin. Les bords sont réguliers. Le 19 juillet, cette colonie est jaune d'ocre, et ses bords sont dentelés.

Vaccin n° 6. — Cultures du 20 juillet. Sur le tube

1000ᵉ A les colonies blanches apparaissent le 25 ; une colonie jaune citron se montre le 28.

B). — En stries sur gélatine. — *Vaccin nº 1.* — Strie faite le 30 janvier. Le 6 février, nappe de 3 mm., jaune franc, très mince.

Caillot du 20 février. — Strie du 5 mars, faite avec une colonie jaune citron. Le 12 mars, nous trouvons une pellicule de 2mm, jaune orangé aux deux extrémités, et grisâtre au milieu.

Strie du 5 mars, avec une colonie jaune orangé : voile jaune orangé le 12 mars.

Vaccin nº 2. — Strie de colonie jaune citron de 1000ᵉ A : Nappe jaune citron après trois jours, jaune orangé après huit jours.

Vaccin nº 6. — Strie faite le 28 mai. Colonie grise le 30, jaune sur les bords et grise au centre le 31 ; complètement jaune le 5 août.

C). — Sur bouillon. — *Vaccin nº 1.* — Bouillon ensemencé le 30 janvier ; huit jours après, trouble net, dépôt gris blanc abondant ; le 17 février, trouble très accentué, voile blanc incomplet, mince, avec liseré périphérique ; dépôt jaunâtre très abondant. Puis le liquide s'éclaircit.

Vaccin nº 2. — Bouillon ensemencé le 19 juillet ; léger trouble le 20 ; trouble net, dépôt, voile incomplet le 22 ; quelques flocons le 25.

D). Pomme de terre. — *Vaccin nº 2.* — Culture faite le 16 juillet. Pellicule blanc terne le 10 juillet.

Vaccin nº 3. — Culture du 16 juillet ; le 22, pellicule blanche, vernissée, peu épaisse ; le 1er août, surface blanc terne.

E). Gélatine de pomme de terre. — *Vaccin n° 2.* — Strie faite le 7 mai : quelques colonies jaunâtres ; liquéfaction le 14.

Vaccin n° 7. — Strie faite le 3 mai ; il se développe quelques colonies jaunâtres, le milieu liquéfie le 18 mai.

F). Gélose. — *Vaccin n° 2.* — Strie du 7 mai : la strie est presque stérile, mais la surface est recouverte de colonies jaune crème, circulaires, un peu surélevées. Ce même aspect s'est conservé sans modifications jusqu'en novembre.

Caillot du 10 février, strie faite le 3 mai. Sur toute la surface et sur la strie se développent des colonies rondes, jaune orangé. Dans la profondeur de la strie, des colonies grisâtres, séparées, très petites.

Le microscope montre des amas moins nombreux que dans les autres espèces. Beaucoup de microcoques isolés ou par courtes chaînettes. Le diamètre est comparable à celui du coccus blanc non liquéfiant.

Les scarifications sur le veau et les inoculations sur le cobaye ne donnèrent point de résultat.

Pouvons-nous établir l'identité de ce microbe ? Il ressemble beaucoup au *cereus flavus* ; mais Eisenberg ne donne guère aux colonies sur plaques de ce dernier plus de 2 mm de diamètre ; il ne parle point de ses variations chromogènes, et il assigne à ses cultures sur pomme de terre une coloration jaune que nous n'avons point observée.

Aussi nous contenterons-nous de conserver à cette espèce le nom de coccus jaune du vaccin.

IV. — Bacillus subtilis. — Nous l'avons surtout rencontré dans les vaccins âgés.

Sur plaques de gélatine, les colonies apparaissent après deux ou trois jours. Les colonies profondes sont punctiformes, blanc gris; les superficielles sont blanches, et grossissent rapidement. Le centre est plus épais. Le contour est tantôt circulaire, tantôt onduleux. Le diamètre atteint bientôt 5mm, et c'est d'ordinaire après cinq à huit jours que la liquéfaction commence; il se forme une cupule qui atteint bientôt 5mm, et dont la colonie forme le fond. Le liquide reste incolore. Parfois se montrent des radiations périphériques.

En strie sur gélatine se développe, après un ou deux jours une nappe blanc bleuâtre, argentée, à bords lisses ou sinueux, très superficielle, très mince; la liquéfaction se produit après cinq à dix jours.

En piqûre sur gélatine, le canal reste presque indemne, une cupule se forme à la surface, et envahit la profondeur. On observe au centre un dépôt blanc et, tout autour, un liquide grisâtre.

Le bouillon se trouble parfois après quelques heures. Au bout du premier jour, le trouble est très accentué; il s'est formé un voile blanc terne, adhérent, d'abord lisse et peu épais; au fond, un dépôt d'abondance variable. Les jours suivants, le liquide s'éclaircit un peu ; le voile devient blanc grisâtre, épais, réticulé, comme gaufré à la surface ; une fois détruit, il se reforme en 24 heures. Abandonné à lui-même, il se désagrège peu à peu, et les parcelles détachées gagnent le fond.

Sur pomme de terre, le développement est en général rapide ; après 24 heures on observe tantôt une pellicule sèche, grisâtre, tantôt une sorte de voile brillant, vernissé, presque transparent ; dans les deux cas, la colonie est très peu épaisse, et les bords sont festonnés. Plus tard, la surface devient sèche, gris brunâtre, finement réticulée.

En strie sur gélose, il s'est produit au bout de deux jours une membrane brillante, gris blanchâtre, de 4^{mm} ; plus tard, elle devient jaune. Après plusieurs semaines, c'est une membrane sèche, un peu ridée, jaune brun, à bords finement dentelés ; le fil de platine l'enlève par morceaux.

Sur carotte, nous avons obtenu, après 48 heures, un voile gris, épais, terne et granuleux et qui, après quatre jours, prend l'aspect et la consistance du mastic.

Au microscope, les dimensions de ce bacille sont variables. Sur gélose et sur gélatine, leur longueur oscille entre 2 et 6 μ ; leur largeur est 1 μ, leur milieu paraît souvent étranglé. Les bouts sont arrondis. D'ordinaire isolés, ils sont parfois réunis par deux ou plus, figurant un =, un T, un U, ou bout à bout. Réunis en amas, leur longueur est très réduite. Le voile du bouillon renferme, en outre, de longs filaments intriqués.

Voici quelques expériences :

A. — SUR PLAQUES DE GÉLATINE. — *Vaccin n° 3*, cultures du 21 mai ; six jours après, deux larges colonies blanches liquéfiantes.

Vaccin n° 12. — Cultures du 1er août. Des colonies blanches apparaissent le 4. L'une d'elles, superficielle, se présente, le 7, sous forme d'une tache blanc grisâtre, plus colorée au centre ; tout autour, des filaments radiaires grisâtres ; liquéfaction en cupule. Le 10, plusieurs colonies présentent le même aspect.

Vaccin n° 14. — Cultures du 21 mai, 100^cc^ A : le 27, colonie de 4^{mm}, blanche, liquéfiante.

Vaccin n° 17. — Tube 100^cc^ B, culture du 2 juillet. Deux colonies se montrent le 16 ; elles sont très petites. Le 28, elles mesurent 4^{mm} : le centre est blanc opaque, la colonie semble émettre des prolongements grisâtres ; liquéfaction en cupule le 1er août.

B). STRIES SUR GÉLATINE. — *Vaccin n° 3*. Strie faite le 9 juillet ; nappe blanc argenté le 15, liquéfie le 19.

Vaccin n° 14. — Strie du 31 mai, liquéfie le 3 juin.

Vaccin n° 17. — Strie du 28 juillet. Surface blanc bleuâtre, bords onduleux, le 31 ; liquéfaction incolore le 3 août.

C). Sur bouillon. — *Vaccin n° 3.* Bouillon ensemencé le 29 juillet. Trouble accentué et léger voile le 20; trouble très net avec dépôt le 22; dépôt abondant, voile craquelé grisâtre le 25. Plus tard le voile se désagrège.

Vaccin n° 14. — Bouillon ensemencé le 17 juillet. Le même jour, six heures après, trouble manifeste; le 19, trouble, dépôt blanc grisâtre peu abondant, voile blanc grisâtre, adhérent, craquelé. Le voile détruit est reformé le lendemain.

D). Pomme de terre. — *Vaccin n° 17.* — Strie faite le 1er août ; pellicule grise, humide, le 3 août; surface réticulée le 4.

Même colonie cultivée le 3 août; couche brillante, surélevée, le 4; reticulum brun gris le 6.

Vaccin n° 3. — Culture du 4 août. Après 24 heures, pellicule brun gris, à bords festonnés; le 8, surface vernissée, humide.

E). Gélose. — *Vaccin n° 17.* — Cultivé le 1er août; le 3, nappe blanche, vernissée, assez épaisse, mais peu étendue; le 5, couleur jaune crème. Le 23 octobre, membrane jaune d'ocre, bords finement dentelés en feuille de fougère; elle s'enlève par morceaux,

Vaccin n° 6. — Culture du 3 août. Colonie grisâtre, granuleuse, le 5; en octobre, membrane sèche, ridée, jaune brun.

Les inoculations furent inoffensives pour le cobaye et pour le veau. Le mélange de coccus blanc non liquéfiant, de coccus jaune et de *bacillus subtilis* montra la même inefficacité.

Cette espèce présente tous les caractères du *bacillus subtilis*.

V. — Bacillus mesentericus vulgatus. — Nous ne l'avons trouvé que trois fois : dans les n°s 4 (27 octobre 1896), 12 et 16 (12 décembre 1895). Nous donnons les caractères des cultures du n° 16.

Ensemencement du 14 octobre. Le 18, apparaît à 1 cent.5 de profondeur, une colonie blanche, sphérique de 1^{mm} ; nous la touchons avec une öse, et elle atteint la surface le 30. Le trajet profond est à peine marqué par quelques colonies granuleuses ; à la surface, au contraire, s'accroit une large colonie blanc grisâtre, bientôt liquéfiante. Sa consistance est visqueuse.

En strie sur gélatine, la colonie se développe surtout en surface. Elle est blanc grisâtre, et ne dépasse guère 3^{mm}. La liquéfaction est rapide ; les bords présentent des rayons grisâtres très fins.

Sur pomme de terre, après 24 heures, la surface entière est couverte de granulations gris brun, vernissées, de 1^{mm} de diamètre. Après 48 heures, nous observons l'aspect typique de ce bacille : travées jaune brun, épaisses, surélevées, s'enlaçant en réseaux, formant des mailles de 1 à 2^{mm}.

Le bouillon ne présente ni trouble, ni dépôt ; mais, à la fin du premier jour, se montre un voile épais, blanc gris, adhérent aux parois. Les jours suivants, la surface du voile se creuse de godets, séparés par des plis de plus en plus saillants.

Au microscope, toutes les cultures présentent de gros bacilles, de 2 à 7 μ, isolés ou en amas.

VI. — Bacille indéterminé. — *Vaccin n° 20.* — Culture sur plaque de gélatine du 17 octobre. Le 20, nous constatons une colonie circulaire, blanc jaunâtre, plus épaisse au centre. Elle liquéfie le 22, formant une très petite cupule.

Sur bouillon, le trouble est manifeste après 24 heures; le dépôt, abondant, se forme après trois ou quatre jours ; le voile est inconstant : tantôt on n'observe qu'un liseré blanc, tantôt c'est un voile complet, lisse, gris blanc, assez adhérent aux parois. Plus tard, le voile se désagrège.

Sur pomme de terre, nous obtînmes, dans une première expérience, une épaisse culture de 3mm d'épaisseur jaune crème, à bords très festonnés ; après 48 heures, se montrèrent de gros grains de même couleur, isolés, mesurant 3mm de diamètre. Ces grains présentent les mêmes bacilles que la pellicule.

Dans une autre expérience, il se forma, dès le premier jour, un reticulum jaune brun assez semblable aux cultures du *bacillus mesentericus*.

Sur gélose, il se produit très vite une membrane vernissée, sèche, jaune crème, envahissant rapidement la plus grande partie de la surface.

En piqûre sur gélatine, le canal ne présente que de rares amas blancs ; à la surface, se forme très vite une cupule de liquéfaction ; après huit jours, la couche superficielle de la gélatine est seule liquéfiée, sur toute la largeur du tube. La surface est occupée par une colonie large de 1 cent. ; au centre, une masse opaque, blanc jaunâtre, émettant de très gros filaments ; tout autour. des cercles concentriques grisâtres, de moins en moins colorés.

Ce bacille n'est point pathogène pour le cobaye.

CHAPITRE IV

Comparaison critique des résultats que nous avons obtenus avec ceux des auteurs antérieurs.

Il nous reste à mettre en œuvre les résultats de nos expériences, pour réaliser le but de notre travail : chercher dans quelle mesure nos données concordent avec celles des auteurs antérieurs et, s'il y a lieu, quelles sont les raisons de notre désaccord ; élucider la question de l'épuration du vaccin par le vieillissement, question soulevée par MM. Chambon et Ménard.

Constatons, tout d'abord, que la plupart des observateurs s'accordent à reconnaître la présence des staphylocoques.

Notre première espèce (coccus blanc non liquéfiant) est admise dans la majeure partie des mémoires. Nous reconnaissons facilement ses caractères dans la première espèce de Voigt, le coccus de Garré, le staphylocoque blanc « commun sur la peau » de Copeman, et le *cereus albus* de Pfeiffer, de MM. Boureau et Chaumier.

Notre coccus jaune est également décrit par MM. Antony et Maljean.

Le coccus blanc liquéfiant répond, sans aucun doute, à la troisième espèce de Voigt, au coccus blanc liquéfiant de Pfeiffer, au troisième microcoque de M. Antony, et peut-être au microcoque porcelaine du même auteur (liquéfiant lentement). Le microbe décrit par les auteurs sous le nom de *pyogenes albus*, appartient certainement aussi à cette espèce, car aucun d'eux ne lui attribue d'effets pathogènes par l'expérimentation.

Enfin le *bacillus subtilis* et le bacille de la pomme de terre sont également signalés par MM. Antony, Vaillard, Maljean ; à leur exemple, nous les considérons comme des bacilles d'impureté, et bien que nos expériences n'aient pas porté sur ce point, nous les attribuons aux excipients divers qui entrent dans la mixture vaccinale (eau, sucre, glycérine).

Cette dernière dénomination (bacilles d'impureté) pourra seule nous expliquer, jusqu'à un certain point, la présence tant de fois signalée, dans la pulpe vaccinale, d'espèces évidemment pathogènes. A moins que les descriptions ne soient inexactes, ou que les expériences n'aient été mal conduites — ce qui a dû arriver plus d'une fois, grâce à la diversité des espèces — nous ne saurions être autorisé à faire provenir ces germes pathogènes de la génisse vaccinifère.

Ce n'est point, du reste, l'avis général : « Bien que la pulpe glycérinée soit toujours recueillie avec certaines précautions d'asepsie, elle aura toujours été recueillie, préparée en plein air » (1) et, de ce fait, elle peut être souillée par les différentes bactéries de l'atmosphère ; les manipulations nécessaires à la préparation de la pulpe, l'exposent fatalement à la contamination.

Que l'on ait pu rencontrer fréquemment le staphylocoque pyogène doré dans les vaccins avant l'apparition de l'antisepsie, qu'on l'ait décelé d'une manière constante dans les épidémies d'infections vaccinales de Wittow (2), rien de plus naturel et de plus compréhensible. Mais en faire, avec Marotta, le microbe le plus ordinaire, bien plus, le microbe spécifique du vaccin, avec Pfeiffer un compagnon fréquent de la lymphe, c'est une conclusion que nous ne saurions admettre.

Restent néanmoins les auteurs qui signalent la présence exceptionnelle du *pyogenes aureus* ou du streptocoque. Nous sommes convaincu que de tels

(1) VALLIN. — *Bulletin de l'Acad. de Médecine*, 10 mai 1894.
(2) POGGE. — cité par Pfeiffer, *loc. cit.*

vaccins ont dû donner lieu à quelque complication, et nous sommes étonné que l'attention n'ait pas été attirée sur ce point; d'autre part si ces germes venaient de la génisse, on ne saurait admettre que cette dernière était saine. Nous n'avons point rencontré le pyogène doré, mais nous avons hâte d'ajouter que, sur les milliers de vaccinations pratiquées à l'Institut de Lyon depuis un an, il n'est pas survenu une seule infection sérieuse.

Le streptocoque pyogène et même le streptocoque de l'érysipèle sont signalés par Copeman et par Landmann. Du reste, ce sont là des faits exceptionels; l'érysipèle est rare sur la race bovine (Pfeiffer), et la lymphe a été infectée secondairement.

Pfeiffer décrit enfin un bacille extrêmement semblable au *proteus vulgaris*, mais qui, d'après ses expériences, n'est point pathogène. Il s'agit sans doute d'un bacille d'impureté.

En définitive, nous croyons qu'il ne doit jamais exister dans le vaccin de germes pathogènes — du moins pour l'homme. On avait supposé, il est vrai, que les microcoques ordinaires de la vaccine venaient de l'air extérieur ou de la peau de l'animal; la lymphe serait pour eux un bon terrain, et ils s'y développeraient à loisir. Si l'on admet cette explication, aucune raison n'empêche de supposer que les espèces fortuites s'introduisent par la même voie.

Mais il nous semble que l'origine des microbes ordinaires du vaccin, les microcoques blancs liquéfiant et non liquéfiant et le coccus jaune, doit être autrement comprise. M. Arloing a démontré qu'il s'agit d'une infection concomitante; c'est aussi l'opinion de M. Le Dantec, basée sur la variété des microcoques suivant les espèces animales; nous ferons enfin remarquer que si les germes venaient de l'extérieur, ils devraient être particulièrement abondants dans la croûte ; les quelques cultures que nous avons faites nous ont précisément montré le contraire, et la croûte se montre beaucoup moins riche en bactéries que la pulpe dermique.

Il est enfin une troisième interprétation, pour le moins spécieuse : les microbes qui se développent dans la pustule vaccinale, ont été apportés par le vaccin qui a servi à l'inoculation ; ils peuvent ensuite se développer plus ou moins, suivant que le terrain leur est plus ou moins favorable ; ils peuvent aussi subir quelques variations morphologiques : cette opinion concorde avec les expériences de M. Le Dantec et avec nos propres remarques.

Qu'on admette l'une ou l'autre de ces deux dernières origines, la portée pratique de ces constatations est considérable. En admettant même que l'éruption vaccinale du veau soit purulente, il ne s'en suit pas qu'elle doive être nocive pour l'homme, car M. Hervieux (1) dit que la purulence ne semble pas pouvoir se transmettre facilement de l'espèce bovine à l'espèce humaine ; et MM. Chambon et Ménard (2), que la purulence est propre aux bêtes bovines. N'est-il point démontré aussi (Chauveau) que la tuberculose, maladie infectieuse et généralisée par excellence, n'envahit point les pustules des vaccinifères ? Et l'esprit comprendrait difficilement pourquoi les autres maladies générales n'agiraient pas de même. Sans doute, l'induction ne suffit pas, et, seules, les expériences directes pourraient trancher la question : mais nous manquons de documents à cet égard ; et, du reste, nous ferons remarquer que le vaccin n'est pas employé si le vaccinifère est reconnu malade.

Nous sommes donc convaincu, sans pouvoir l'affirmer, qu'en aucun cas le vaccin n'est primitivement pathogène pour l'homme. Au point de vue pratique, ce peut être presque une certitude, car aucun homme conscient ne voudrait employer pour la vaccination humaine, le vaccin de bêtes malades. Or, les seuls microcoques que nous avons trouvés ont été suffisamment décrits, mais nous n'avons rencontré ni le véritable *staphylococcus pyogenes albus*, ni le *staphylococcus pyogenes*

(1) HERVIEUX. — *Bulletin de l'Académie de médecine*, 1894.
(2) CHAMBON et MÉNARD, cités par CHARPENTIER, *eod loc.*.

aureus, ni le streptocoque. Et, toutes les fois que ces dernières espèces l'habitent — si le vaccinifère était sain — il s'agit de souillures extérieures surajoutées, uniquement sous la dépendance des précautions de l'expérimentateur : le vaccin animal ne saurait être dangereux par lui-même. « Les accidents sérieux sont imputables à l'adultération de la matière vaccinale par des produits septiques recueillis avec les éléments de la pustule ». (1).

Nous devons, cependant, faire une nouvelle réserve : si le vaccin d'inoculation renfermait des espèces pathogènes, peut-être ces dernières se développeraient elles sur le veau ; mais, à leur tour, ces souillures ne sont pas d'origine vaccinale, elles sont le produit d'une contamination extérieure.

Abordons notre deuxième objet : quel âge doit avoir le vaccin pour qu'il soit permis de ne plus craindre la purulence dans la vaccination animale ? La question fut posée pour la première fois par MM. Chambon et Ménard : « Une pulpe vaccinale glycérinée qui, inoculée à l'état frais, produit la purulence, donne au bout de vingt-cinq à trente jours, une éruption passable, et, après quarante, cinquante, soixante jours, une éruption typique. Une pulpe vaccinale qui, à l'état frais, donne des

(1) VAILLARD. — *Manuel pratique de vaccination animale*, 1888.

colonies microbiennes très nombreuses, reste stérile lorsqu'elle est âgée de cinquante à soixante jours » (1); c'est-à-dire que, dans leur pensée, ces deux termes sont étroitement liés : la purulence des veaux vaccinifères est due à la présence des germes, des staphylocoques.

Ce sont donc les deux conditions qu'il faut étudier. Les documents nous manquent pour établir la première ; nous les emprunterons à nos devanciers.

Le 10 mai 1894, M. Hervieux souleva, devant l'Académie de Médecine, une grande discussion sur la virulence du vaccin ; et, à ce propos, furent relatées un certain nombre d'expériences. On rappela le dernier article de MM. Chambon et Ménard : la lymphe défibrinée, disaient-ils (2), ne leur avait jamais procuré que des succès ; la pulpe glycérinée jeune amenait la purulence ; l'emploi de la pulpe âgée de plus de vingt-cinq à trente jours était un moyen sûr et efficace de produire la vaccine la plus pure.

M. Hervieux rapporte quarante-une expériences. Sur trois inoculations faites avec des vaccins

(1) Chambon et Ménard.— *Loc. Cit.*

(2) Nous croyons utile de dire à ce propos que ce fait généralement admis (Chambon et Ménard, Hervieux, Antony) du peu d'aptitude de la lymphe défibrinée à la purulence, concorde bien avec nos résultats ; car la lymphe défibrinée s'est montrée très pauvre en microcoques.

de six à quatorze jours, trois éruptions purulentes; sur les trente-huit autres, deux génisses malades et hors de cause; vingt-neuf bons résultats (de trente-huit-jours à deux mois cinq jours); sept mauvais (un insuccès, deux éruptions croûteuses, quatre mauvais vaccins), avec une pulpe de quarante jours, les autres de quatre à cinq mois. « L'emploi de la pulpe glycérinée, passé l'âge de vingt-cinq à trente jours, n'est pas toujours un moyen sûr et efficace de produire invariablement la vaccine la plus pure. »

M. Antony, sur cinq génisses inoculées avec des pulpes de un à trente-cinq jours, constate cinq fois la purulence ; des pulpes de plus de deux mois lui donnent les résultats suivants: « Jusqu'au troisième mois, la pulpe glycérinée a déterminé sur les génisses des éruptions normales; la pulpe conservée dans de gros tubes a conservé sa virulence, bien qu'atténuée, pendant un an environ; des inoculations effectuées avec des pulpes de plus de quatre mois ont été suivies parfois, vers le septième jour, d'accidents de suppuration. »

De ces faits une conclusion se dégage : la pulpe glycérinée récente, âgée de moins de deux mois, en général, est susceptible de produire la purulence ; plus tard, au contraire, et à partir de quatre ou cinq mois, la purulence ne s'observe plus, mais la virulence s'affaiblit.

Que nous apprennent nos recherches ? Tout

d'abord, nous croyons que la purulence est bien due aux microcoques, puisque, seul, le coccus blanc non liquéfiant a pu déterminer un peu d'inflammation sur le veau. Or, ce coccus est particulièrement abondant le premier jour de la récolte, et il persiste pendant les quinze premiers jours. A partir du quatrième mois, au contraire, on ne le rencontre plus que d'une manière très irrégulière ; nous l'avons trouvé, très abondant, sur un vaccin de 12 mois, et nous ne saurions nous étonner que l'on ait vu la purulence avec des vaccins de plus de quatre mois. Mais, au début, la purulence doit être la règle, puisque la cause de cette purulence, le microcoque, est un hôte habituel du vaccin jeune ; plus tard, elle devient beaucoup plus rare et nous ne doutons nullement qu'elle réponde précisément aux pulpes non expurgées de microcoques.

Ces résultats concordent avec ceux des auteurs antérieurs. M. Vaillard (1) constate que le vaccin frais renferme beaucoup de staphylocoques et du *bacillus subtilis* ; au bout de quatre et de sept mois, il ne présente qu'une colonie de staphylocoques, pour trois de *bacillus subtilis*. M. Antony remarque la présence presque constante du staphylocoque blanc avant cinq mois, et son extrême rareté au-delà.

Par conséquent, pour avoir le maximum de

(1) VAILLARD et ANTONY, *loc. cit.*

chance d'éviter la purulence, il faudrait employer des vaccins assez âgés; et, sans fixer de date précise, c'est en général après quatre mois qu'on ne trouve plus de cocci. Mais cette règle n'a rien d'absolu ; la formule de MM. Chambon et Ménard était trop étroite, car un vaccin très âgé peut certainement produire la purulence.

Pourquoi certaines récoltes conservent-elles des microcoques pendant plusieurs mois, alors que d'autres n'en possèdent plus après quelques semaines ? Ici, comme en tant d'autres parties de la science, il faut laisser un point d'interrogation : la cause nous échappe.

Nous concluons donc qu'il serait préférable d'employer, pour l'inoculation des génisses, un vaccin âgé de quatre mois. Mais ici, une objection se dresse : avec l'âge, la virulence diminue et peut-être aussi la putréfaction survient. Cette putréfaction, toutefois, ne se fait pas pendant la première année, car jamais nous n'avons observé les bactéries qui la provoquent ou l'accompagnent : par contre, il semble que la virulence est très affaiblie après douze mois.

Ici se termine notre tâche. Nous avons montré quelles conditions doit remplir la pulpe pour éviter la purulence ; nous laissons à d'autres le soin de fixer après quel âge la putréfaction survient et la virulence disparaît, et nous leur souhaitons de trouver des formules plus précises que les nôtres.

CONCLUSIONS

Le nombre des bactéries qui constituent la flore microbienne habituelle de la mixture vaccinale glycérinée va en diminuant progressivement avec l'âge de cette mixture.

C'est pendant les premières 24 heures de contact entre la pulpe vaccinale (à proprement parler) et la glycérine que s'opère la destruction du plus grand nombre des cellules microbiennes dont, en effet, les 9/10e environ disparaissent dans ce très court laps de temps.

La richesse de la flore bactérienne, tombée ainsi à 1/10e de ce qu'elle était à l'origine, reste sensiblement la même pendant les quinze premiers jours, et il faut plusieurs mois de conservation pour obtenir une mixture vaccinale très pauvre en microbes, et qui en soit même presque entièrement dépourvue.

La série de nos recherches personnelles semble

démontrer une assez grande irrégularité dans le degré de richesse bactérienne des divers vaccins âgés de plusieurs mois (4 à 20 mois).

Indépendamment des bactéries (bacilles) qui proviennent du dehors et qui sont probablement apportées, au moment de la préparation de la mixture vaccinale, par les diverses substances (glycérine, eau, sucre) employées, il en existe qui appartiennent en propre, dès sa cueillette, au produit de raclage de la pustule vaccinale (cocci). Ces bactéries sont, quantitativement, très inégalement réparties dans les diverses portions de ce produit, lesquelles peuvent, sous ce rapport, être classées dans l'ordre suivant :

a) Le caillot,	très riche.
b) La pulpe dermique,	—
c) Les croûtes superficielles,	pauvres.
d) La lymphe liquide,	très pauvre.

Nous n'avons pu isoler de la mixture vaccinale glycérinée, telle qu'elle est préparée au Bureau d'Hygiène de Lyon, et à ses différents âges, qu'un nombre très restreint d'espèces microbiennes banales ou paraissant purement saprophytes. Ce sont le coccus blanc non liquéfiant, le coccus blanc liquéfiant, le coccus jaune, le *bacillus subtilis*, le *bacillus mesentericus vulgatus*, et un bacille indéterminé.

Jamais, contrairement à ce qu'affirment certains auteurs, nous n'avons pu mettre en évidence, dans le vaccin lyonnais, de microbes franchement pathogènes : staphylocoques ou streptocoques ; aussi, malgré l'exubérance de certaines pustules vaccinales chez les enfants et un gonflement assez considérable des tissus on n'a jamais eu, au Bureau d'Hygiène de Lyon, à déplorer un accident quelconque.

Quant à la purulence des bœufs vaccinifères, elle paraît bien due aux microcoques. Ces derniers sont particulièrement abondants au début, et leur nombre décroît, jusqu'à ce qu'ils disparaissent en général au quatrième mois. C'est donc seulement à cet âge que le vaccin présenterait le minimum de chances de provoquer la purulence bovine. Mais, parfois, les microcoques existent encore après une année : aussi cette condition d'âge ne peut jamais constituer une garantie absolue.

P. le Doyen, l'Assesseur,

R. LÉPINE.

Le Président de thèse,

R. LÉPINE.

PERMIS D'IMPRIMER :

Le Recteur,

G. COMPAYRÉ.

Imp. A Storck, rue de l'Hôtel-de-Ville, 78, Lyon.

www.ingramcontent.com/pod-product-compliance
Lightning Source LLC
LaVergne TN
LVHW050424160826
845677LV00002BA/522

* 9 7 8 2 3 2 9 6 9 8 8 5 4 *